U0235408

危急时刻，
如何急救？
家庭急救手册

金静芬　编著

编　者（排名不分先后）

陈水红　石莉莉　陈　冲

陈俐娜　沈金华　吴定钱

人民卫生出版社

图书在版编目（CIP）数据

危急时刻，如何急救？/金静芬编著.—北京：
人民卫生出版社，2018
ISBN 978-7-117-27272-8

Ⅰ.①危…　Ⅱ.①金…　Ⅲ.①急救-普及读物
Ⅳ.①R459.7-49

中国版本图书馆CIP数据核字（2018）第186297号

人卫智网	www.ipmph.com	医学教育、学术、考试、健康， 购书智慧智能综合服务平台
人卫官网	www.pmph.com	人卫官方资讯发布平台

危急时刻，如何急救？

编　　著：金静芬
出版发行：人民卫生出版社（中继线 010-59780011）
地　　址：北京市朝阳区潘家园南里19号
邮　　编：100021
E - mail：pmph @ pmph.com
购书热线：010-59787592　010-59787584　010-65264830
印　　刷：北京顶佳世纪印刷有限公司
经　　销：新华书店
开　　本：710×1000　1/16　印张：15
字　　数：246千字
版　　次：2018年8月第1版　2024年1月第1版第9次印刷
标准书号：ISBN 978-7-117-27272-8
定　　价：49.80元
打击盗版举报电话：010-59787491　E-mail：WQ @ pmph.com
（凡属印装质量问题请与本社市场营销中心联系退换）

序

　　随着社会经济迅猛发展，公众的活动范围不断扩大，一些威胁公众生命的自然灾害和意外事故时有发生。掌握自救、互救技术已成为人们应该必备的技能，以便在意外伤害发生时能及时正确地自救、互救，最大限度地减少伤残、挽救生命。而医护人员是宣传和推广急救科普知识的主力军。

　　《危急时刻，如何急救？——家庭急救手册》由一批临床急救经验丰富的医护人员编写而成，编者基于多年的临床急救工作经验，通过真实案例，讲述生活中常见急症的基本知识、表现特点、处理方法及寻求专业救治时机等内容。全书内容贴近生活，语言通俗易懂，有助于广大读者更好地理解和掌握正确的急救技能，识别和应对急症，懂得如何适时求救而获得有效专业救治。同时，医务工作者通过阅读此书，能够更好地掌握向普通民众讲授专业化的急救知识的技能。

　　希望本书的出版，能够进一步向公众普及急救知识，提升人民群众的急救技能，在面对突发紧急状况时，能实施正确的自救互救措施。也期待本书能够激发我国医护人员的科普热情，涌现出更多热爱科普工作、具有高水平、真本领的科普人才，从而进一步促进急救知识在广大人民群众中的传播和普及，为健康中国战略实施做出更大贡献！

中华护理学会理事长

北京协和医学院护理学院副院长

2018 年 5 月 23 日

因为工作的需要，不知不觉间发现自己离开急诊室已近十年。虽然，现在的管理工作非常繁忙，但在脑海中时不时浮现当年在急诊室工作的场景。其中不乏一些急救案例，让我感到心情沉重，总想着如果当时在现场患者能得到一些正确、简单的紧急急救处理，结果定会大不一样；也深感公众急救意识、掌握急救知识和技能的缺乏。即使有一些人掌握一定的急救技能，但却常缺乏科学性，导致当面对突如其来的意外伤害时会束手无措，或做出一些错误的行为，让一个本可以简单处理的问题变得复杂而不得不到医院就诊，或导致患者的病情进一步恶化，严重的甚至错失急救的机会。现在，我终于下定决心要为此做些事情，编写一本家庭急救手册，把医生、护士日常工作中亲身经历的一些常见急症、急救处理经验总结出来，通过真实、鲜活的急诊室故事，以比较通俗易懂的文字，向读者介绍常见急症的表现特点，并根据现场的环境传授操作简便、实用有效的处理方法，以及如何判断何时需要专业救助，因为有些突发情况还是需要尽快得到专业救助才行的。

几十年的急诊工作经历和经验，让我深深体会到急救技能应该成为我们每个人都该掌握的一种基本的生活常识和生存技能。急救普及教育，我们一直在前进的路上。

金静芬

2018 年 5 月 23 日

目录

First Aid

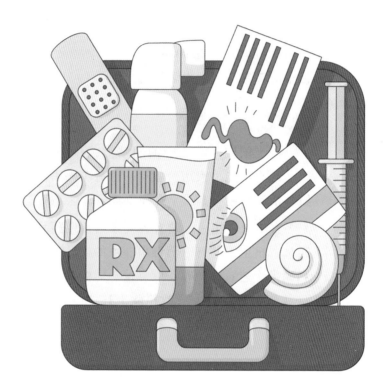

上篇

家庭急救必需品

急救药箱

人们常说："家是避风的港湾。"可是，在日常生活中难免会有意外发生。在意外不幸降临前，你做好充足的准备了吗？你有没有想到，只需花10分钟准备一个急救箱，不仅能帮你应对生活中的头疼脑热，关键时刻，甚至还可以救命。

急救箱分类

在美国红十字协会的网站上，介绍了多种不同类型的急救箱。既有全能型家用急救箱，也有个人用便携急救箱，如果从事野外活动，还有专门的野外急救箱。

家用急救箱一般装有各类家庭常用药品和应急用品，如阿司匹林、抗生素药膏、消毒巾、可的松、洗手液、多种规格的纱布和绷带、速效冷敷布、应急毯、体温计、镊子、剪刀、手套以及急救指南等；野外急救箱除上述之外，还备有真空抽毒器、蛇药、眼药水、清凉油、祛风油等。

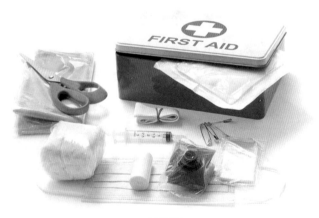

急救箱

自制急救箱指南

对于普通家庭来说，即使不能拥有一个专业的急救箱，也至少应备齐下列物品。

急救物品及使用说明		
类别	名称	用途
消毒清洗用品	酒精棉	用于给双手和急救工具消毒
	碘伏	用于皮肤及直接接触物的消毒
	棉花棒	用于清洗面积小的出血伤口
	生理盐水	用于清洗伤口
	钳子	钳子可代替双手持敷料，或者夹去伤口上的污物等
	圆头剪刀	圆头剪刀比较安全，可用来剪开胶布或绷带，必要时，也可用来剪开衣物
止血用品	医用绷带	绷带具有弹性，用来包扎伤口，不妨碍血液循环
	三角巾	用于承托受伤的上肢、固定敷料或骨折处等
护创用品	创可贴	用于覆盖小伤口
	消毒纱布	用于覆盖较大伤口
防护用品	口罩	用于防止施救者被感染
	手套	避免人体直接接触伤口，避免交叉感染
固定用品	夹板	固定受伤部位，避免二次伤害
	医用胶带	用于敷料、绷带固定

	体温计或耳温仪	用于测量体温
	冰袋	用于发热时降温退烧，也可用于扭伤、血肿等治疗
急救辅助用品	急救手册	指导正确急救知识及急救物品具体说明及图示
	手电筒	在漆黑环境下施救时，可用它照明
	急救箱	用于盛装以上急救用品，需分层设置不同功能区，整体防水

除了上述物品之外，常用药也是必不可少的。

家庭常用药品	
种类	常用药名称
解热镇痛药	阿司匹林、索米痛片、吲哚美辛等
治感冒类药	酚麻美敏片、强力银翘片、氨酚伪麻美芬片Ⅱ/氨麻苯美片、小儿感冒灵等
止咳化痰药	喷托维林、蛇胆川贝液、复方甘草片等
胃肠解痉药	溴丙胺太林、654-2等
助消化药	多潘立酮、多酶片、山楂丸等
通便药	果导片、大黄苏打片、甘油栓、开塞露等
抗过敏药物	氯苯那敏、阿司咪唑、苯海拉明等
抗生素	特殊抗生素要在医生的指导下用药

家有特殊病人特殊药物配备

如果家中有特殊病人，在置备家庭急救箱时还应根据具体病情进行特别的安排。例如：

心脏病：应当备有硝酸甘油、速效救心丸等药品。

高血压：应当备硝苯地平（心痛定）、利血平等快速降压药。

糖尿病：应当备饮用水和糖块。

急救箱维护

有了急救箱，是不是就高枕无忧了呢？答案是否定的，如果不注意维护，里面的药品很可能会过期、失效甚至转变为有毒物质。因此，要做到以下几点。

合理贮存

药物常因光照、温度、水分、空气等外界条件影响而变质失效，因此家庭保存的药物最好分别装入棕色瓶内，将盖拧紧放置于避光、干燥、阴凉处，以防变质失效。说明书要求冷藏的药品可放入冰箱冷藏室内保存，而酒精、碘酒等制剂则应密闭保存。内服药与外用药应分别放置，以免忙中取错。药品应放在安全的地方，防止儿童误服。

及时检查

至少每隔3个月检查1次急救箱，及时补充用完的物品和药品，更换过期和即将过期的物品和药品。散装药应按类分开并贴上醒目的标签，写明药物名称、存放日期、失效期、用法、用量等。

注意药品外观变化

对于贮备药品，在使用前应注意观察其外观变化，如发现药品的性状发生了改变，例如受潮、变色等则不能再用。

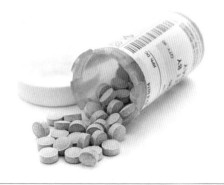

如何自制急救用品

在生活中我们难免会遇到一些突发状况，谁都很难预料会在何时何地发生，即使平时准备了家庭急救箱，也不可能把它随身带到事故的现场。因此，掌握必要的救护知识，并能在身边没有急救箱的情况下，利用身边可随手拿到的物品进行急救，能够帮助我们从容应对突发事件，进行正确的现场救护，为医护人员到来时实施有效救治争取时间，从而达到及时救治急症的目的。下面为大家介绍，在突发状况下，我们可以利用哪些随身物品进行急救。

可用于急救的日常用品

长筒袜：不论是新的、穿在身上的、还是旧的，在应急处理时都可作绷带用。

领带：骨折时可以作固定夹板用或止血带用。

浴巾：上肢骨折时可作三角巾用。

毛巾、手帕、手巾：可以作为出血时止血或者冷湿敷用。

杂志、尺子、厚包装纸、伞、手杖：均能在骨折时作夹板用。

保鲜膜：除去表面几圈后，可直接覆盖在破溃的创面上，可起暂时的保护作用，保鲜袋也可起类似作用。

清水：可替代冰块或生理盐水。出现擦伤，可以用清水清洗伤口；肌肉拉伤时，可以用冰冻矿泉水（越冰越好）、冰棒或其他冰镇饮料，用力按压于疼痛部位5 ～ 10分钟后拿开片刻，再压敷扭伤处，这样做可以减少局部充血、水肿，还能减轻第二天皮肤的肿胀程度。可在冰镇饮料或冰块外面用毛巾或棉布包裹好再冷敷，以防冻伤。

卫生棉：可作为控制大量出血的压布使用；也可当夹板的衬垫用。

大围巾：可作为绷带或吊带之用。

毯子：可保持病人体温。

活动桌板、旧门板：可供头、颈、背部受伤的人作为担架用。

扇子：可帮助中暑者降温。

椅子：当发生不完全气道异物梗阻时，又无他人在场相助，可以将上腹部抵压在椅背（位置在腹部正中线脐上二横指处、剑突下方）上，连续向内，向上冲击，直至把异物清除。

冷冻豌豆：冷冻豌豆或其他小颗粒的冷冻食品可用于冷敷扭伤或拉伤的部位。将冷冻的豌豆用毛巾或干布包裹，放置于伤处，同时可以通过揉捏豌豆包的形状使其适用不同受伤部位，且不用担心融化流水。

注意事项

☐ 不管用什么物品来替代止血带止血，都应在替代品上标明止血的时间。止血带止血最长不能超过60分钟，每隔30 ~ 60分钟需放松1次，每次30 ~ 60秒。因为采用这种方法止血后，如不定时放松止血带，会引起远端坏死，严重者甚至必须截肢。

☐ 当用木棒、戒尺、木板、手杖、厚杂志等用品代替夹板使用时，其外边最好再用毛巾之类包衬一下，以使病人得到充分固定。

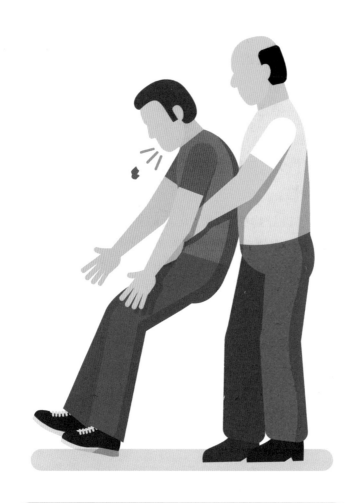

下篇
常见急症应对

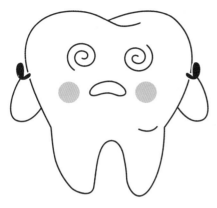

牙齿脱落

满地找牙？满地找牙！

急诊室故事

　　一天，急诊室来了一对母子，手里拿着餐巾纸包的东西，母亲说那是牙齿，原来小男孩走路不小心摔倒磕掉了两颗大门牙，觉得特别不好意思，赶紧捡起两颗牙，包进餐巾纸里，悄悄带回了家……晚上吃饭时，小男孩爸妈才发现，儿子的门牙没了！小男孩母亲听说牙齿掉了还是可以种植回去，所以急匆匆带着孩子赶到急诊室做了紧急处理，医生把两颗牙重新插进牙槽，简单做了固定。但是口腔科医生告诉这对母子，由于从牙齿掉落到去医院处理，中间间隔已经超过了3小时，而且孩子把牙包在餐巾纸里，这方法并不妥当，牙齿虽然是种回去了，但不一定能活。很多像这样没有及时处理的牙，就算重新植回去，最后牙神经也会慢慢死去，导致牙齿种植失败。所以，牙掉了一定要及时到医院处理，越快越好；而且，正确处理掉下的牙齿，对牙齿种植成功率影响很大。那么牙齿脱落，该如何正确处理呢？

在所有牙齿中，大门牙以及紧邻门牙两侧的牙齿最容易受伤脱落，而这四颗牙中，又以大门牙受伤概率最大。

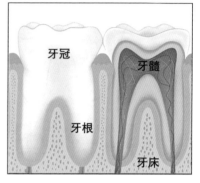

牙齿的结构

在我们的口腔中，不同部位的牙齿，下面的牙根各有区别。最牢固的是两侧的槽牙，槽牙生有3～4根牙根，牢牢扎在牙床里。除门牙外，其他牙齿也都生有两个扁形牙根。而门牙只有一个牙根，呈圆锥形，很容易受外力撞击造成扭转或脱落。

门牙内部有一层类似骨髓的物质，叫牙髓质。在牙髓质里，分布着血管和神经，当恒牙的牙根长成熟，连根断掉的牙齿就算可以植活，也会因为神经无法再与牙槽窝连接，得不到营养而坏死。而未成年的孩子，如果牙根还没长好，植回的牙齿会受到继续生长的牙神经的接应，成活几率远比大人高得多。

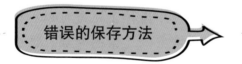

错误的保存方法

● **冲洗、刮净牙表面血迹，包进餐巾纸。**
我们肉眼所见的牙齿部分，称为牙冠，埋在牙肉里看不见的部分称为牙根。牙根表面布满了血管和细胞，医学上称为牙周组织，如果洗净刮完，这牙就报废了，和一颗假牙没什么区别。

● **直接包进餐巾纸。**
牙周组织置于干燥环境里，表面细胞会很快脱水死亡。不及时送到医院，植活可能性非常小。

有个词语叫"满地找牙"，被连根撞掉或者断掉的牙齿，只要没成粉碎状，都要想办法找回来，口腔医生会想办法重新种植或者接上去。但前提是，速度要快。

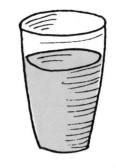

◎ ● 处理方法

脱落牙齿的正确保存方法 ➡ 泡进冰牛奶、生理盐水里

最正确的办法是马上把掉下的牙捡起来，就近找凉开水或者清水，冲掉表面的脏东西，不要刷刮牙根部，然后泡进生理盐水里，如果家里没有生理盐水，泡到新鲜的冰牛奶里也行。因为生理盐水与人体的环境最接近，而牛奶中的蛋白质有利于给牙根提供营养。

如果不具备上述条件，可以在唾液中保存，把脱落的牙齿含在患儿或者家长的舌下，尽快就医。但这样也有弊端，一不小心，可能会把"打掉的牙往肚里吞"。

看一看，这些错误的处理方法，你是否做过呢？

● **装进空瓶**
这种做法同样错误，会导致牙周组织死亡，影响种植效果。

● **捏在手里**
干燥环境会破坏牙周组织，手掌里的细菌会对牙根造成二次污染。

● **直接装回牙槽**
牙根表面会粘附地面的细菌、杂物等，直接插回牙槽会导致感染。

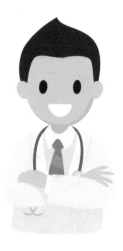

何时需要专业帮助

撞掉的牙一定要及时找回并尽快就医。

温馨提示

① 牙齿离开身体时间越短，再植后成功的可能性越大，尤其是牙根尚未长好的孩子，最好在30分钟内赶到医院治疗。

② 牙齿受过外伤后，出现问题可能会在数月或者数年后，所以需要定期复查，至少要保持两年以上，刚开始时检查要频繁些，具体可以根据医生的嘱咐进行治疗。

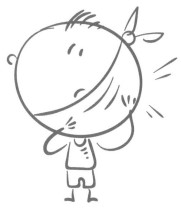

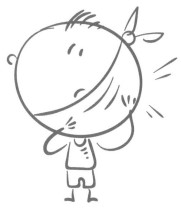

牙痛

牙痛不是病，痛起来真要命

急诊室故事

在很多人看来，牙痛虽然难忍，但终究不是要紧的事情。一位扬州男子因一颗蛀牙出现问题，疼痛得非常厉害。原以为疼几天就好了，可没想到4天后，牙疼越来越严重。疼痛牙齿周边开始红肿、发炎。后来，肿胀程度愈加严重，直至高热才到医院检查。从出现牙疼到去医院就诊大概有1周时间。经过治疗，局部缓解了牙疼，但病人却一直高热不退。后发现高热不退的原因竟然是纵隔里有积液，遂转到心胸外科治疗。但由于病人错过最佳救治时间，纵隔周边感染严重，最终不治身亡。医生说，直接造成其死亡的是牙源性下行性坏死性纵隔炎，而酿出这一病情的罪魁祸首就是那颗病牙。

◎─● 认识牙痛

牙痛是口腔科牙齿疾病最常见的症状之一，很多牙病均能引起牙痛，常见由牙龈炎、牙周炎、龋齿（蛀牙）或折裂牙而导致牙髓（牙神经）感染所引起。此外，某些神经系统疾病，如三叉神经痛、周围性面神经炎等；身体的某些慢性疾病，如高血压病病人牙髓充血、糖尿病病人牙髓血管发炎坏死等都可引起牙痛。中医则认为牙痛是由于外感风邪、胃火炽盛、肾虚火旺、虫蚀牙齿等原因所致。

◎─● 表现特点

疼痛是其主要表现，表现为剧烈、难以忍受的疼痛，疼痛的性质有以下特点。

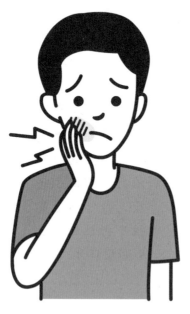

□ 自发性疼痛，阵发性加剧，呈间歇性发作，在无外界任何刺激的情况下，患牙发生剧烈疼痛，早期疼痛发作时间短，缓解时间较长。随着病情发展，晚期则疼痛发作时间长，缓解时间较短，乃至最后无缓解期。

□ 夜间疼痛比白天重，特别是平卧时更显著；早期冷、热刺激均可引起疼痛加重。晚期冷刺激不但不激发疼痛，反而使疼痛暂时缓解，故临床常见病人口含冷水或吸冷气以减轻疼痛。

◎ ● 处理方法

1 清洁牙齿，温水漱口，如果食物残渣嵌入牙缝，漱口无效，可以使用牙线将其清除。

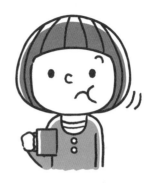

2 牙若是遇热而痛，多为积脓引起，可用冰袋冷敷颊部，疼痛可缓解，每次15分钟，一天至少3～4次。

3 含一口高浓度的盐水，用来消毒杀菌（高浓度盐溶液渗透压比细菌细胞内液大，导致细菌细胞失水，从而杀死细菌）。

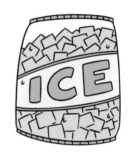

4 取大蒜捣烂或者生姜，温热后敷在疼点上可以治疗牙髓炎、牙周炎和牙痛等症状（杀菌）。

5 用指甲或指尖掐压合谷穴（手背虎口第1掌骨与第2掌骨间凹陷处），可使牙痛减轻或消除。左侧牙痛掐右合谷，右侧牙痛掐左合谷。

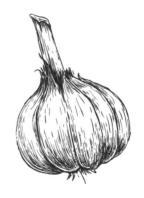

6 顽固牙痛最好服用止痛片，需遵医嘱或严格按照说明书服用。

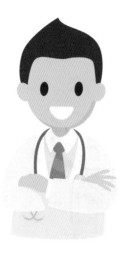

何时需要专业帮助

止痛不等于治疗，应注意口腔牙齿卫生，以防牙痛。当牙痛发作时，用上述方法不能止痛，应速去医院进行检查以明确病因，并进行治疗。当出现发热、疼痛不止、呼吸困难、吞咽困难等情况，应及时前往急诊就诊。

"

温馨提示

①做好口腔卫生，减少口腔里的细菌量。

②早晚坚持刷牙很重要，饭后漱口也是个好办法。刷牙时要求运动的方向与牙缝方向一致。这样既可达到按摩牙龈的目的，又可改善牙周组织的血液循环，减少牙病所带来的痛苦。

③只要有牙痛，或者牙龈出血、酸痛，不管是什么原因引起的，都要及时到医院检查，以免错过最佳治疗时机。

④每半年或一年到医院做一次口腔检查，及早发现问题。

⑤避免热敷，热敷或许可以缓解牙痛，但也有可能使原本健康的牙齿感染，从而恶化牙齿情况。

⑥少张嘴，如果出现牙痛的现象，冷空气接触到问题牙齿会引发牙痛，说话不要张大嘴巴，打哈欠的时候捂着点嘴，可避免出现牙齿剧痛。

"

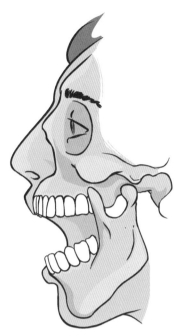

下巴脱臼

笑掉下巴并非玩笑 之 Hold 住你的下巴

急诊室故事

　　一天晚上，一位女孩张大着嘴巴，手托着下巴，在朋友的陪同下急匆匆跑进急诊室。陪同的朋友告诉护士，女孩和朋友约了看球赛，当自己支持的球队进球时，她情不自禁拍手大笑，但万万没想到，"咔嚓"一声，嘴巴合不上，无论怎么努力，下巴都不听使唤，这就发生了所谓的"笑掉下巴"事件。医生戴上手套，让女孩靠墙坐地上，一手托住女孩的下颌，一手伸进她的口腔中，轻轻几下，她的下巴就恢复正常活动了。那么，当我们发生这种情况时，该怎样hold住你的下巴？

17

◎─● 认识下巴脱臼

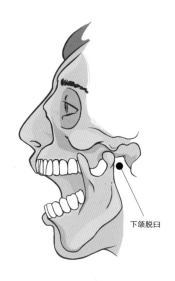

下巴脱臼在临床称为颞下颌关节脱位。好发于女性、中老年人。颞下颌关节简称下颌关节，是颌面部唯一的左右双侧联动关节，具有一定的稳定性和多方向的活动性。在肌肉作用下产生与咀嚼、吞咽、语言及表情等有关的各种重要活动。下颌骨髁状突运动时如超越正常限度，脱出关节凹而不能自行回复原位，即为颞下颌关节脱位。脱位类型有很多种，其中前方脱位最常见，俗称"掉下巴"。

下颌脱臼

◎─● 表现特点

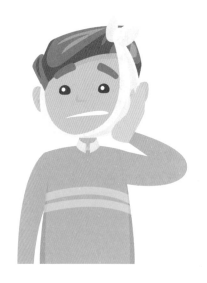

□ 下颌运动异常，张、闭口受限，多数情况下嘴巴呈张开或半张开状态而不能闭合。

□ 患侧脱位关节区域、面部疼痛。

□ 吞咽、语言、表情障碍，常表现为唾液外流、言语不清、咀嚼、吞咽困难。

□ 面相改变。双侧脱位则面颊变平，脸型变长，而单侧表现为面部不对称。

□ 可触及关节凹陷区，颧弓下方膨隆状态。

□ 前牙开牙，后牙早接触。

◎ ● 处理方法

下巴脱臼应及时找医生复位，时间越久越难处理，如不能马上找到医生处理，可以尝试一些自我恢复的方法。

1 首先，发生脱位时，自己尽量放松，消除紧张心理。

2 可用热毛巾热敷脸部及关节处，同时尽量放松。

3 对于习惯性脱位病人可以尝试简单的自我复位：热敷，同时将嘴唇尽量闭合向前伸，类似嘟嘴噘嘴的动作，在这个状态下将嘴巴向左移动，这时候右边关节附近的肌肉感到拉伸。一两秒后换向右移动，拉伸脸部左边的肌肉。整个过程中骨头不要移动。

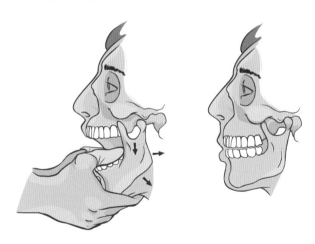

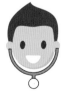

注意：若活动过程中感到酸痛缓解，半小时左右下颌会自动复位，如活动中疼痛加剧，就不要擅自活动，等待医生处理。

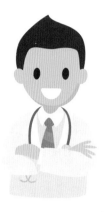

何时需要专业帮助

下颌脱臼应尽早得到专业救助，尤其是对于首次出现或习惯性脱位无法自行复位病人。

温馨提示

下巴脱臼重在预防。

① 消除一切不利的精神心理因素，改善口腔紧张状态。

② 避免开口过大造成关节扭伤，如打哈欠、大笑等。

③ 受寒冷刺激后，防止突然进行咀嚼运动，以免引起肌痉挛、关节韧带损伤。

④ 纠正不良咀嚼习惯，改变单侧咀嚼习惯，忌食硬物，治疗夜间磨牙等。

⑤ 当张口受限时，每日进行张口练习。

⑥ 消除有害刺激，如积极治疗牙周炎、拔出智齿、修复缺牙、矫正错合等。

⑦ 局部按摩热敷。

异物卡喉

民间土法隐患大

急诊室故事

张女士在晚饭吃鱼时，不慎吞下鱼刺，当时只是有点轻微哽住感，并没有太多不适。于是她强吞饭团，之后咽喉部不适感好转。不过没过多久，她感觉越来越不对劲，吃东西时胸前隐隐作痛。直到不能喝水也不能进食时，才慌了神，在家人陪同下来医院就诊。经检查发现鱼刺扎入食管的狭窄处，离胸主动脉仅1厘米。如果刺破主动脉，将会引起大出血，危及生命。由于食道已经被刺穿，伤口也已化脓感染，万幸张女士来医院及时，医生立即对其进行了手术治疗，最后好转出院。

◎─● 认识异物卡喉

异物卡喉并不少见，常见异物有鱼刺、禽类骨头、枣核、钱币、义齿等，多由误吞引起。人体食管内有 3 个狭窄处，以异物卡在食管第一狭窄处，即食管入口处最常见。吞咽时食管附近疼痛，致吞咽困难。第二狭窄处是食管入口下 7 厘米左右处，这是最危险的地方，此处贴着胸主动脉，一旦异物刺破食管壁，可能造成致命性大出血。第三狭窄处是食管出口处，发生危险的情况较少，但也存在。

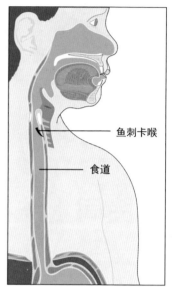

鱼刺卡喉

食道

鱼刺卡喉

◎─● 表现特点

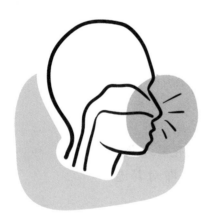

当异物卡在咽喉部或者食管，可出现咽痛、吞咽困难症状，严重者可出现咳嗽、血痰、胸痛、呼吸困难等症状。当异物进入气管，则会引起剧烈呛咳、声嘶，严重者可发生呼吸困难、发绀。

◎─● 处理方法

　　发现异物卡喉，首先应立即停止进食，观察异物位置。当异物卡在显眼处，可以用筷子或镊子取出。同时，操作过程中密切观察被卡者面色、意识等变化。如异物肉眼不可见，应立即前往医院。

　　切忌用民间方法处理，如吞咽饭团、喝醋等，以免弄巧成拙，增加风险。

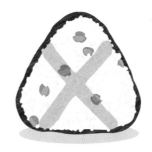

吞饭团

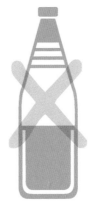

喝醋

何时需要专业帮助

① 在亮光处请人用汤匙柄或牙刷柄压住舌头前半部向内观察，若能发现异物，可用镊子或筷子夹出。重复数次后若还不能奏效，应速去医院。

② 无法进行前一方法者，应立即前往医院或者拨打急救电话送至医院处理。

③ 发生窒息时，按气道异物方法急救，并立即呼叫急救电话。

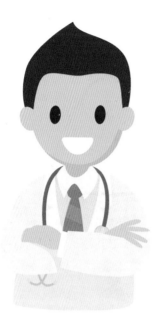

温馨提示

①对异物卡喉有预防意识：平时吃圆滑而坚硬食物时要充分咀嚼，进食时尽量细嚼慢咽，不要过快。口中含有食物时，应避免说笑打闹。儿童应避免其将小玩具、扣子、硬币等放入口中。酒醉后进食者或戴有义齿者，更应小心。

②异物卡喉应在 24 小时内取出，减少并发症。

③如果是鱼刺卡喉，可以用手指轻轻抠一下喉咙，产生恶心呕吐感，把鱼刺吐出来。这里有一个前提是，你确定吞下去的是小的软的鱼刺。这种浅表的咽部异物，有时可通过唾液和呕吐物排出。但如果吞下去的是大的鱼刺，一定要赶快去医院就诊。

④儿童、精神异常者的监护人应提高防范意识，远离异物。

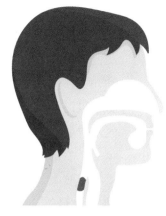

气道异物

解除窒息，你不可不知的手法

急诊室故事

"救命啊，救命啊，快救救我孙子……"一位老大爷抱着小孩子匆匆忙忙地跑进了急诊室。接诊护士立即迎了过去，一看孩子的一只手抓住脖子，嘴巴发紫，想说话却发不出声音。护士立即将孩子带进了抢救室，并询问在此之前孩子在做什么。"吃花生，对，在吃花生！"老大爷坚定地说道。医务人员立即对孩子进行了海姆立克急救法，"一下、两下……"一颗花生从孩子的喉部伴着一些黏稠的液体喷出，孩子立即脸色红润起来，并放声大哭，在场的医务人员悬着的心也终于落地。

◎—● 认识气道异物

广义上讲，所有自口或鼻开始至声门及声门以下所有呼吸路径上的异物存留都可以称之为气道异物。气道异物多见于3岁以内的婴幼儿，所占比例约为70% ~ 80%，4 ~ 7岁的学龄前儿童约占20%。气道异物阻塞包括完全性阻塞（不能咳嗽、呼吸，发生面色潮红，继而青紫或苍白，随即意识丧失，最终心跳停止）和不完全性阻塞（当即剧烈呛咳、呼吸困难，面色先潮红后青紫或苍白，烦躁不安、意识障碍、呼吸心跳停止）。

◎—● 表现特点

一般将病程分为四期，但不是所有病例都有典型的分期，由于异物的位置、大小、性质、存留时间以及并发症不同而病情进展各异。

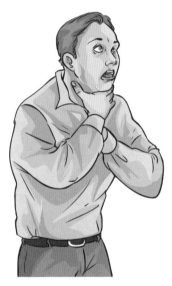

异物进入期：异物经过声门进入气管时，均有憋气和剧烈咳嗽。若异物嵌顿于声门，可发生极度呼吸困难，甚至窒息死亡；若异物进入更深的支气管内，除有轻微咳嗽或憋气以外，可没有明显临床症状。

气道异物引起呼吸困难

安静期：异物吸入后停留在支气管内某一处，此时可无症状或仅有轻咳，此期长短不一，与异物性质及感染程度有关。

刺激期或炎症期：因异物局部刺激、继发炎症或支气管堵塞可出现咳嗽、喘息等症状以及肺不张、肺气肿的表现。

并发症期：轻者有支气管炎和肺炎，重者可有肺脓肿和脓胸等。

◎ ● 处理方法

当异物哽住病人的呼吸道而使其不能说话、呼吸，也不能咳嗽时，病人可能会用一只手或双手抓住自己的喉咙，这是呼吸道阻塞的通用手势。此时，请快速冲击肚脐略靠上的位置。此类冲击又叫做海姆立克急救法或腹部冲击。

当成人或儿童出现严重气道阻塞的时候，请按以下步骤操作：

1 请稳定站立或跪立于窒息者身后（具体取决于施救者和窒息者的体型）。用双臂环抱住窒息者的腰部，这样施救者的双手在握拳时便放在此人身体前部。一手握拳，将拳头的拇指侧放在肚脐略靠上，胸骨正下方位置。另一只手抓住这只握拳的手，向身体上部快速冲击腹部。持续快速冲击，直至阻塞物被清除且窒息者能够呼吸、咳嗽或是说话，或者直到他失去反应。

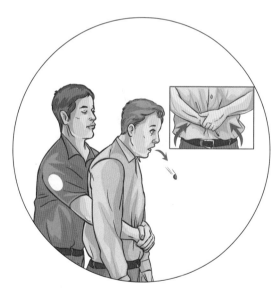

气道异物他人急救方法

2

当被卡者意识清醒，当时无其他人在场相助，打电话又困难的情况下，可进行如下操作：

一手握空心拳，拳眼置于肚脐上两横指处，另一手紧握此拳，双手同时向内、向上冲击5次，每次冲击动作要明显分开；还可选择将上腹部压在坚硬物上，如桌边、椅背和栏杆处，连续向内、向上冲击5次。若冲击5次无效，可重复操作若干次，直至异物排出。

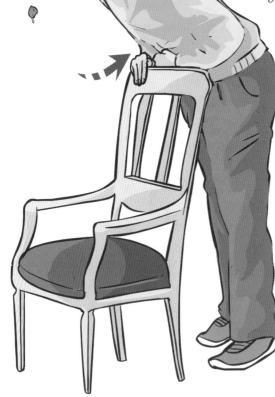

气道异物自救方法

3

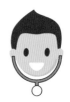

如果发生气道严重阻塞的病人是孕妇或者病人的体型非常大，应给予胸部冲击，而不是腹部冲击。

如果施救者无法将双臂完全环抱住病人腰部，则应给予胸部冲击，而不是腹部冲击。将双臂放在病人腋下，并将双手放在胸骨下半部，直接实施胸部冲击。

4 当婴儿发生气道阻塞时，应通过背部拍击和胸部冲击的方式帮助清除阻塞物。对于发生窒息的婴儿，应仅给予背部拍击和胸部冲击。对婴儿腹部进行冲击可能造成创伤。

☐ 将婴儿面朝下放在施救者的前臂。用施救者的一只手托住婴儿的头部和下颌。

☐ 用另一只手的掌根，在婴儿两侧肩胛骨之间进行最多5次背部拍击。

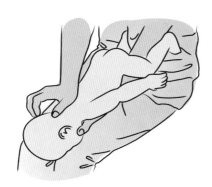

婴儿气道异物急救方法

☐ 如果阻塞物在背部拍击5次后仍未拍出，应让婴儿仰卧并支撑其头部。

☐ 用另一只手的两根手指放在胸骨上，乳头连线正下方，避开胸骨末端，进行最多5次胸部冲击。

☐ 重复进行5次背部拍击和5次胸部冲击，直至婴儿能够呼吸、咳嗽或啼哭，或者直到其失去反应。

如果施救者无法清除气道阻塞物，窒息者将失去反应。对于无反应且呼吸不正常或者仅有濒死叹息样呼吸的病人，应给予心肺复苏。

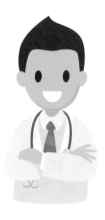

何时需要专业帮助

因发生窒息而接受了腹部冲击无效的所有病人均应尽快就医。

"

温馨提示

①一旦发现食物呛入气管，堵塞气道，必须保持镇静。如果是孩子的话，家长要帮助孩子不哭闹，以免加重病情。

②吃饭要细嚼慢咽，在进食时不要哭闹、嬉笑、跑跳或口内含着小物品突然深吸气，否则容易将异物吸入气管中。

③不要给幼儿吃炒豆子、花生、瓜子等不易咬嚼的食物，更不要强迫喂药，这些都容易造成幼儿气管异物的发生。

癫痫
老百姓口中的"羊痫风"

急诊室故事

急诊大厅门口外，人来人往，突然一小伙子大叫一声，随即仰面倒地、四肢抽搐、牙关紧闭、双眼向左凝视……旁边的爸爸妈妈受到惊吓，边喊边摇晃病人，立即吸引了路人围观。人群中有人说了句，"会不会是癫痫发了"。听说癫痫发作，病人会咬断舌头，爸爸情急之下，随手拿出身上的钥匙，插进孩子的嘴里，拼命地想撬开孩子的嘴巴，可没想到嘴巴是撬开了，却同时把牙齿也撬掉了两颗，鲜血直流。医生护士赶到，发现牙齿碎片落在孩子嘴巴里，连忙阻止家属，将病人头偏向一侧，取出了牙齿。3分钟后，病人停止抽搐，意识慢慢转清。据了解，小伙子上个月就已经确诊为癫痫，口服药吃完没有及时来医院配药，自行停药了3天，今天才在爸爸妈妈的陪伴下来癫痫门诊就诊。万幸发病的时候是在医院范围内，抢救及时。

认识癫痫

癫痫，俗称"羊痫风"，也叫羊角风、羊角疯、羊儿疯、羊癫风等。癫痫是一种由多种病因引起的慢性脑部疾病，以脑神经元异常放电导致反复性、发作性和短暂性的中枢神经系统功能失常为特征，为神经内科的常见病。按照有无急性诱因，癫痫发作大体上可分为诱发性发作和非诱发性发作。诱发性发作最常见于中枢神经系统疾病（感染、中风等）或全身系统性疾病（血糖异常、电解质紊乱、中毒、发热等）的急性期，是一种急性症状性发作。这种发作仅代表疾病急性期的一种症状，不意味着急性期过后一定反复出现癫痫发作。非诱发性发作则找不到明确的急性诱因。

表现特点

癫痫是一种具有持久性的致痫倾向为特征的脑部疾病。表现为突然意识丧失，不受控制的身体运动，常伴尖叫、面色青紫、舌咬伤、口吐白沫或血沫、瞳孔散大，持续数十秒或数分钟后痉挛发作自然停止，进入昏睡状态。部分病人有不同程度的意识障碍及明显的思维、知觉、情感和精神运动障碍，可有神游症、夜游症等自动症表现。

老百姓口中的羊痫风主要是指病人大发作，又称全身性发作，半数有先兆，如头晕、精神错乱、上腹不适，视、听、嗅觉障碍。发作时，有些会先发出尖锐叫声，后即意识丧失而跌倒，全身肌肉强直，呼吸停顿，头眼可偏向一侧，数秒钟后，全身阵挛性抽动，逐渐加重，再数秒后呼吸恢复，口吐白沫（若舌头咬伤，可出现血沫），部分病人有大小便失禁。有些病人表现为失去反应及目光呆滞的凝视。

◎ 处理方法

☐ 保持镇定和安静，不要呼喊、摇晃病人。守在病人身边，确保病人安全。

☐ 将病人置于安全位置，远离危险物品及家具或其他尖锐、硬质的物体，减少发作时对病人身体的伤害；有先兆发作的病人应及时告知家属或者周边人，有条件者可将病人扶至床上，来不及者顺势使其躺倒，防止意识丧失后跌伤。发作时，如果条件允许，可放置柔软的东西在病人的头下。

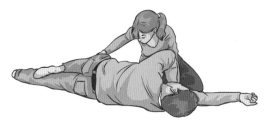

急救体位

☐ 保持平卧，迅速松开颈部及腰部衣服，头偏向一侧，防止窒息和误吸，清除口、鼻腔内的分泌物，摘掉义齿。

☐ 不要使用掐人中、扳手指、揪脖子、捶背等方法，这样对病人毫无作用。

☐ 在病人清醒之前，不要向病人口中塞任何东西，切忌灌药，以防止窒息。

☐ 不要在病人抽搐发作的时候按压四肢，过分用力可造成骨折和肌肉拉伤，增加病人痛苦。

☐ 不要试图掰开病人的嘴，把手指放到他嘴里或者尝试抓住病人的舌头。

☐ 守在病人身边，确保病人安全，并记录发作症状和时间。

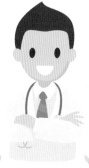

何时需要专业帮助

发生下列情况，应立即呼叫救护车送往医院。

① 病人第一次发作。

② 持续发作或者频繁发作，持续发作大于5分钟。

③ 发作时有受伤、呼吸困难。

33

温馨提示

① 不必对癫痫发作病人实施心肺复苏（可能由于突然发作时出现意识丧失、面部青紫、屏气等征象，易被误认为是心脏骤停）。在癫痫抽搐停止后，判断病人心跳呼吸，结合实际情况看是否给予心肺复苏。

② 发作时，避免群众围观和搬动病人；守护在病人身边，防止意外。

③ 发作停止后，病人可能神志不清，此时还应陪伴在侧，也可用轻松的口吻与病人说话，促其清醒；发作后病人疲惫，应让其好好休息，等完全恢复后可给予病人热的半流质高热量饮食，以补充能量。

④ 确诊癫痫病人应按时、规律服药，不要随意停药、减量或换药，定期门诊随诊。加强对药物副作用的监测、做好服药记录、使用提醒便签和闹钟、为方便服药而调整生活作息等。外出要携带足量抗癫痫的药物。

⑤ 怀疑癫痫时，应到正规医院就诊。不要盲目轻信民间流传的未经国家批准验证的"自制中药""偏方"或"秘方"，甚至参与相关迷信活动。

⑥ 加强自我管理。改变不健康的行为，如睡眠缺乏、疲劳，饮用酒类、咖啡、浓茶等。癫痫病人不宜做有危险性的运动，如游泳、登山、跳伞等。通过手机和录像设备拍摄视频、写日记或日志等手段能对癫痫发作的形式和频率进行精确记录，为临床医生制定和调整治疗方案提供依据。

⑦ 由于害怕发作，癫痫病人的家人往往过度限制其外出活动，使得病人社交能力降低，社交圈减小，加重了自我封闭和焦虑抑郁等心理障碍的发生，从而影响生活质量。适当的、有陪护的户外集体活动有利于改善注意力、情绪调适，并有助于病人增强体质。如保龄球、乒乓球、慢跑、步行、瑜伽等。

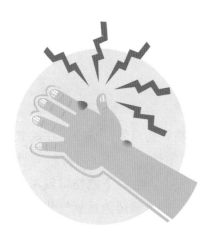

破伤风

小伤口，大风险

急诊室故事

　　清明节后的一个周日，救护车送来了一位特殊的病人，刘大爷在清明节祭拜先祖的时候，一不小心被地上的木屑扎到了手，当时未在意，以为木屑取出来就好了。谁知道，一周后，刘大爷渐渐的感觉自己身体好像被捆得紧紧的，吃饭时感觉张不开嘴，到了下午突然间牙关禁闭，全身肌肉抽搐，大汗淋漓，家属赶紧把刘大爷送到医院。医生在了解病史、询问发病过程和症状后，通过相关检查初步判断刘大爷是被破伤风杆菌感染了。经过1个多月的治疗，刘大爷终于渐渐恢复。大病初愈的刘大爷心有余悸，谁曾想到，小小的木屑也能让他如此遭罪。医生告诉刘大爷，伤口虽小，但是依旧不可忽视，木屑比较尖，伤口比较深，这样很容易感染破伤风杆菌。

　　破伤风是破伤风杆菌经皮肤或黏膜伤口侵入人体，在缺氧环境下生长繁殖，产生毒素而引起阵发性肌痉挛的一种特异性感染。破伤风杆菌是一种厌氧菌，在无氧的条件下或伤口较深并合并有氧菌感染的情况下容易生长繁殖（有氧菌消耗氧气使厌氧菌容易繁殖）。破伤风杆菌在泥土及铁锈中多见。

　　感染破伤风需要同时具备的条件是：组织开放性损伤，创口较深；受到外界破伤风杆菌侵入；创口内有失活组织或局部组织缺血缺氧。一般创伤（如生锈的铁钉扎伤、木屑刺伤、深部刺伤等）时，破伤风杆菌可污染深部组织，如果伤口外口较小，伤口内有坏死组织、血块充塞，或填塞过紧、局部缺血等，就形成了一个适合该菌生长繁殖的缺氧环境。如果同时存在需氧菌感染，后者将消耗伤口内残留的氧气，使破伤风更易于发生。

　　破伤风只有受外伤时才可能引起，其死亡率虽然较高，但发病率还是较低的。因此只要注意防范，遇到外伤时采取积极的措施预防治疗，对破伤风感染是不需要过于恐慌的。

◎─●表现特点

　　破伤风潜伏期通常为7～8天，可短至24小时或长达数月、数年。潜伏期越短，预后越差。在感染破伤风杆菌后表现为：

　　（1）前期可出现全身乏力、头晕、头痛、咀嚼无力、局部肌肉发紧、烦躁不安等。

　　（2）前期症状持续12～24小时后，可出现典型症状，张口困难（牙关紧闭）、蹙眉、口角下缩、咧嘴"苦笑"、头后仰。

　　（3）背、腹肌同时收缩，躯干因而扭曲成弓，形成"角弓反张"或"侧弓反张"。

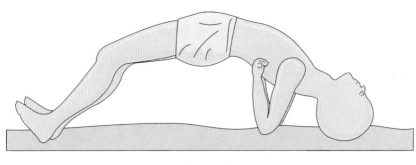

角弓反张

（4）膈肌受影响后，发作时面唇青紫、通气困难，可出现呼吸暂停。

上述发作可因轻微的刺激，如光、声、接触、饮水等而诱发。间隙期长短不一，发作频繁者，常示病情严重。发作时神志清楚，表情痛苦，每次发作时间由数秒至数分钟不等。强烈的肌痉挛，可使肌断裂，甚至发生骨折，还可引起尿潴留、呼吸骤停。

病程一般为3～4周，如积极治疗、不发生特殊并发症者，发作的程度可逐步减轻，缓解期平均约1周。但肌紧张与反射亢进可继续一段时间；恢复期还可出现一些精神症状，如幻觉、言语、行动错乱等，但多能自行恢复。

◎─●处理方法

目前对破伤风的认识是防重于治。但一旦发生破伤风杆菌感染一定要注意以下几点：

☐ 保持呼吸道通畅。

☐ 减少刺激，破伤风病人会受到外界环境的刺激而发生肌肉痉挛、抽搐等情况，所以避光、声等刺激；避免骚扰病人。

☐ 一旦发生肌肉痉挛，不可随意按压痉挛的肢体，防止骨折、舌咬伤等。

☐ 立即送医院。

37

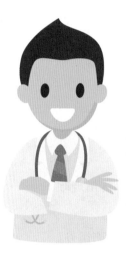

何时需要专业帮助

①受伤后，若伤口比较深，一定要去医院进行伤口清洗消毒并进行破伤风抗毒血清的注射。

②伤口如果受到灰尘或者动物粪便污染，或存在异物，及时到医院就诊。

③一旦怀疑感染破伤风，一定要去医院接受专业的治疗。

"

温馨提示

①破伤风是可以预防的，在受伤后应该认真仔细清洗伤口，并及时注射破伤风抗毒素。

②当伤口比较深，或是被钉子、木头等尖锐物刺伤、扎伤后，需要注射破伤风抗毒素。原则上是越早越好，通常推荐在外伤24小时内注射。但如果超过24小时，如无感染症状出现，注射破伤风抗毒素也是有效果的。

③注射破伤风抗毒素需要皮试，若过敏，可注射破伤风免疫球蛋白。

④一般表浅的创口或擦伤经过及时处理后，不需要打破伤风抗毒素进行预防。

⑤一旦出现任何不适，都应该及时前往医院寻求专业的救助。

"

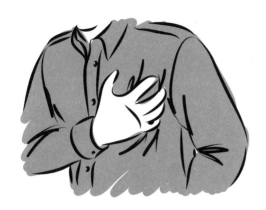

急性心梗

小小牙痛，竟暗藏危机

急诊室故事

李大爷半夜突然牙痛，但想想大晚上看病不方便，就熬到了早上。一早到门诊挂了牙科准备看牙痛，但是在等待就诊的时候李大爷突然昏厥，被门诊医务人员紧急送到急诊室，结果做了心电图检查发现是急性心肌梗死，紧急做了心脏支架手术才及时挽回生命。事后李大爷及家里人唏嘘不已，小小牙痛，竟然也能暗藏危机，幸亏是在医院里，如果是在家里，后果简直不能想象，以后牙痛也一定要引起重视啊！

◎─●认识心肌梗死

给心脏输送氧气和营养物质的动脉叫冠状动脉。当冠状动脉发生病变（痉挛或者堵塞）时，如同输送的管道被阻断，由冠状动脉负责的心肌部分就无法得到氧气和营养供给，心肌暂时缺血与缺氧所引起的以心前区疼痛为主要临床表现的综合征，就是我们常说的"心绞痛"，劳累或情绪激动时常发生，每次发作持续3～5分钟，可数日1次，也可1日数次，休

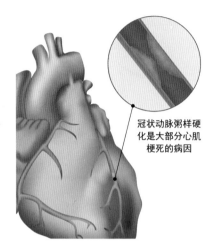

冠状动脉粥样硬化是大部分心肌梗死的病因

心肌梗死

息或用硝酸甘油类后消失。如果缺血缺氧不能及时处理，胸痛等症状持续存在，导致这部分心肌开始逐渐坏死，心肌的坏死就是我们常说的"心肌梗死"。

◎─●表现特点

心肌梗死前，心脏都会给我们发出警报。关注这些警报，有助于我们及时发现心肌梗死，挽回生命。

典型的胸骨后或心前区压榨性疼痛：常伴有胸闷（如同胸部坐着一头大象或者如同重石压胸）、无力、大汗淋漓、烦躁不安、恐惧或濒死感，休息和含服硝酸甘油不能缓解。

前胸、左肩、左腋下、右上肢痛：左肩是心脏的放射点之一，也有可能会出现左臂或是左前臂的疼痛，尤其是伴有胸闷、气紧时，更要警惕心肌梗死。

头痛：因为脑组织对缺血、缺氧极其敏感，当病人发生心肌

梗死时，脑供血不足会导致头痛。

下颌痛、牙痛：可能表现为颈部、下颌疼痛，甚至是牙齿疼痛，尤其是与运动相关的颈部、下颌、牙齿疼痛，即这些部位静止状态并不痛，但是走路就会疼痛或是疼痛不止；或者出现不清楚具体是哪颗牙齿疼痛，也不红不肿，并伴有头晕、胸闷、憋气、心前区不适、心慌、出汗等症状时，那么很有可能是急性心肌梗死。

颈部、咽喉痛：如果出现咽喉痛，又找不到明确原因，并伴有胸闷、出汗或恶心症状时，要警惕心肌梗死的发生。

胸骨后疼痛：指颈与胸廓下缘（胸部正中或偏侧）之间疼痛，往往呈阵发性的胀闷痛，有明显的胸部紧迫感，并可牵引或放射至肩臂部等处。常见于中老年人，应警惕急性心梗。

后背痛：以腰部、背部、肩部的放射性疼痛为主。

上腹部疼痛：也可以说是胃痛。如果病人出现出虚汗、呕吐甚至晕厥时，要考虑急性心肌梗死的可能性。

左下肢、左腹股沟痛：突然左下肢剧烈地疼痛，出现胸闷、憋气及出汗，应警惕急性心梗。

无痛性心梗：病人仅表现出轻微的胸闷，上腹部堵闷、不适、恶心、憋气等症状。糖尿病、闭塞性脑血管病或心衰的老年病人易出现无痛性心梗。

◎—●处理方法

☐ 发作时立刻平躺休息，心绞痛者一般在停止活动后症状即可缓解。

☐ 舌下含服硝酸甘油1片，在血压不低于平时水平的前提下，可每5分钟含服1片，最多不过3片（血压低者不能服用硝酸甘油）。

何时需要专业帮助

如果疼痛严重，服用硝酸甘油也不缓解症状，那么就要考虑心梗，应迅速拨打急救电话，期间不要坐起来，更不要走动。

温馨提示

①关注药物副作用。硝酸甘油片需舌下含服，含服硝酸甘油片后约1~2分钟开始起效，半小时后作用消失。可每5分钟含服1片，但不超过3片。因其可引起面色潮红、头痛、血压下降，偶伴晕厥等症状，因此血压低者不能服用硝酸甘油。

②定期体检。心脏病不再是老年人的专利，更多的年轻人也会得心脏病。对于存在高血压、高血脂、糖尿病、肥胖、长期饮酒吸烟、长期熬夜、工作压力大等心脏病高风险因素者需要定期体检。

③适当活动。心脏病者注意适当活动，以不引起胸闷胸痛症状为宜。

④健康饮食。

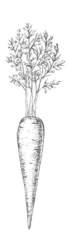

a.低盐饮食：每天的盐摄入量应控制在6克（相当于一啤酒瓶盖）以下。

b.低脂饮食：可以选择含不饱和脂肪酸的植物油代替动物油。每日的总用油量应限制在5~8茶匙，避免食用动物内脏，例如肝、心、肾等。

c.多吃富含维生素和膳食纤维的食物，多吃新鲜蔬菜、水果和少量瘦肉及家禽肉。

d.注意少食多餐，切忌暴饮暴食，不宜吃得过饱，以免诱发急性心肌梗死。

⑤健康生活。戒烟限酒，控制体重，规律作息，不熬夜，保证充足睡眠，培养良好的生活习惯。

⑥避免情绪波动。情绪起伏过大（大喜大悲），会增加心肌耗氧量，增加心肌梗死的风险。

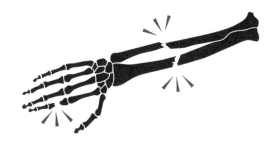

四肢骨折

骨折固定需技巧

急诊室故事

这天急诊室来了一对老人，其中大妈左手前臂用擀面杖固定，再用围巾固定在胸前。预检护士询问病情，原来是70多岁的王大妈下午走路时不小心摔倒，左手撑地造成左手畸形，疼痛难忍，可能是骨折了。大爷自认为通过看电视掌握简单的急救方法，就用家里的擀面杖给大妈做了简单固定，两人就直奔医院来了。骨科医生检查了王大妈的手，手指能活动，但有些发紫发麻，手畸形部位特别痛。骨科医生告诉大爷，虽然大爷给王大妈简单固定左手的观念是非常好，但是固定得太紧了，影响到了血液循环，所以大妈会有手指发紫发麻疼痛症状。幸好时间不长，骨科医生给王大妈做了检查后重新复位固定，大妈的手指渐渐恢复了正常的颜色。大爷不禁感慨，这骨折固定术，如果不注意细节技巧问题的话，还是会好心办坏事的！

● 认识骨折

骨折是指由于外伤或病理等原因致使骨质部分或完全断裂。骨折通常分为闭合性和开放性两大类。闭合性骨折指皮肤软组织相对完整，骨折端尚未和外界连通；开放性骨折则是指骨折处有伤口，骨折端已与外界连通。全身各个部位都可发生骨折，但最常见的还是四肢骨折。

● 表现特点

①畸形：骨折端移位可使患肢外形发生改变，主要表现为缩短、成角、延长。

②异常活动：正常情况下肢体不能活动的部位，骨折后出现不正常的活动。

③骨擦音或骨擦感：骨折后两骨折端相互摩擦撞击，可产生骨擦音或骨擦感。

如果以上3种体征发现其中之一即可确定为骨折。但未见此3种体征者也不能排除骨折的可能，如嵌插骨折、裂缝骨折。一般情况下不要为了诊断而检查上述体征，因为这会加重损伤。骨折同时伴有局部肿胀疼痛，还可能出现淤血、青紫色淤斑、发热等症状。严重骨折病人，常因广泛的软组织损伤、大量出血、剧烈疼痛或并发内脏损伤等而引起休克。

● 处理方法

□急救时的固定目的主要是对骨折临时固定，防止骨折断端活动刺伤血管、神经等周围组织造成继发性损伤，并减少疼痛，便于抢救运输和搬运。紧急情况下可就地取材，选用合适的木板，如果家中没有木板可用竹竿、树枝、纸板、擀面杖、雨伞、杂志等物品代替，制作成夹板或固定架。

□开放性骨折伤员伤口处可有大量出血，先用敷料或者毛巾加压包扎止血。严重出血者可使用止血带止血，一定要记录开始使用止血带的时间，每隔30分钟应放松1次（每次30～60秒），以防肢体缺血坏死。

□伤口表面的异物需要清理，外露的骨折端切勿推入伤口，以免污染深层组织。有条件者最好用消毒液冲洗伤口后再包扎、固定。

□四肢不同部位骨折包扎方法

①上臂骨折（肱骨骨折）：用两块木夹板置于上臂内外侧，再用两条三角巾折成带状扎牢，肘关节弯曲成90度，前臂用三角巾悬吊。另一种是利用三角巾进行自体固定，用一块三角巾悬吊前臂，另一块三角巾固定上臂于胸侧。

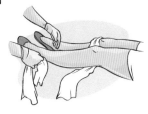

②前臂骨折（尺桡骨骨折）：用两块长短适当的木板垫以柔软衬垫，分别安置前臂屈侧与背侧，用三角巾包扎，再予悬吊。若固定需要包括手及腕部时，则屈侧木板一端需长达手指尖远处，用布团置于手掌使手呈半抓握位置固定。

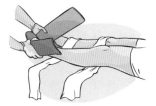

③腿骨折（股骨骨折）：用一块长木板或扁担，自腋部起至外踝处以5～6条三角巾，分别绕胸、腰、大腿、膝、小腿及踝部等处扎紧。无固定物品时也可利用健肢与伤肢绑扎在一起作固定。

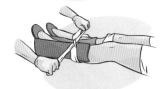

④小腿骨折（胫腓骨骨折）：用一块木板自大腿中部至足部，用三角巾或绷带绑扎固定木板。

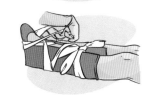

下肢小夹板固定

45

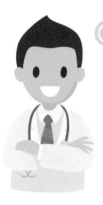

何时需要专业帮助

当发现四肢有畸形、异常活动或存在骨擦音、骨擦感或有开放性损伤时，均应简单包扎固定，如果没有上述情况，但是损伤的肢体不敢用力，特别是下肢不敢踩地，也应高度怀疑是否骨折，尤其是儿童，应及时拨打急救电话送医院进一步处理。

温馨提示

①病人发生骨折时，尽量不要搬动，可就地取材用夹板或代用品做简单的固定后再迅速将病人送往医院。

②紧急处理时，应先进行止血、包扎，然后固定，固定前应先用布料、棉花、毛巾等软物铺垫在夹板上，以免损伤皮肤。

③刺出伤口的骨折端不要送回伤口内，一般畸形则按原形态固定，以免增加污染和刺伤血管、神经。

④用绷带固定夹板时，应先从骨折的下部缠起，以减少患肢充血水肿。固定范围应包括伤部上下两个关节，固定物要扶托住伤肢。

⑤关注病人主诉，注意观察伤肢，如出现指（趾）苍白、发冷、麻木、疼痛、肿胀、甲床青紫等症状时，说明固定、捆绑过紧，循环不畅，应立即松开，重新包扎固定。严寒地区应注意保暖。

⑥由于老年人容易骨质疏松，轻微创伤即可导致脆性骨折，尤其是老年女性病人最为常见，因此老年人应当定期进行体检，包括做骨密度检查。预防跌倒，进行适当的运动，以减少骨折发生的机会。

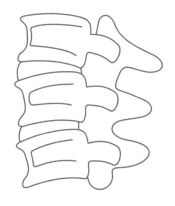

脊柱骨折

随意搬运会送命

急诊室故事

临近过年，温度降到了零下，马路上的积水都结成了冰。王阿姨是医院的护士，这天她照常往医院走，没想到快到医院的时候，一不小心踩到了结冰的路面上，双脚打滑一屁股摔倒在地，顿时感觉腰椎处剧烈疼痛，不能动了。路上的行人想把她扶起来，但是王阿姨拒绝了大家的好意，她觉得自己可能是腰椎骨折，不能乱动。此时，离医院急诊室只有一点点的距离，于是，王阿姨麻烦路人到急诊室请医务人员来帮忙。在医务人员的帮助下，王阿姨被抬到了平车上，并做了相关检查，结果证实了之前的猜测，确实是腰椎骨折。王阿姨不禁庆幸幸好没有随意搬动，没有造成骨折部位的移位。

认识脊柱骨折

脊柱是人体四肢与头颅连接的中心，也是支持内脏和保护内脏的支柱与后壁。中枢神经（脊髓和马尾神经）沿着脊椎后方的椎管由上而下贯穿脊柱的全长，当脊柱骨折和脱位时，常可造成脊髓损伤，严重者可导致截瘫甚至死亡。

☐ 脊柱骨折常见原因：高处坠落伤、交通伤、摔伤为创伤性脊柱骨折的主要致伤原因，其他还有生活伤、重物砸伤等高能量损伤。

☐ 脊柱损伤多为高能量损伤，常会合并身体其他部位的损伤，一旦处理不当，往往造成截瘫，甚至死亡等灾难性后果。

表现特点

☐ 胸腰椎损伤后，主要症状为局部疼痛，站立及翻身困难，活动受限，畸形，压痛。

☐ 严重者可有不全或完全瘫痪的表现。如感觉运动功能丧失、大小便失禁等。

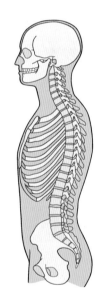

脊柱

处理方法

☐ 脱离危险环境

如伤者仍被瓦砾、土方等压住时，不要硬拉其暴露在外面的肢体，以防加重血管、脊髓、骨折的损伤。应立即将压在伤者身上的东西搬掉。

□ 固定

如果环境是安全的，不要随意搬动病人。对怀疑有脊柱骨折的病人，尤其是其肢体出现感觉障碍时，首先不要急着扶病人坐起或站立。应先行询问病人疼痛的部位，确定骨折的位置。

颈椎骨折时，要用衣物、枕头紧贴放置于在头颈两侧，使其固定不动。

如为胸、腰椎骨折，应使伤者平卧在硬质的担架或木板上，身两侧用枕头、砖头、衣物塞紧，固定脊柱为正直位。

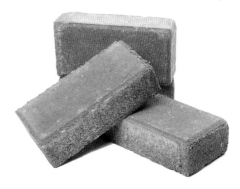

砖头可以作为临时固定材料

□ 搬运

如果没有相关的专业知识，请不要随意搬运病人，应就地等待医务人员救援。如需搬运，搬运时让伤者两下肢靠拢，两上肢贴于腰侧，并保持伤者的体位为直线。怀疑有颈椎骨折，需一人站于头侧，双手分别托在病人双肩，双前臂固定病人头部，另外三人都蹲在伤者的一侧，一人托肩背，一人托腰臀，一人托下肢，协同动作，将病人仰卧位放在硬板担架上。运送工具应使用硬板床、担架、门板，不能用软床。要求救护者动作协调一致，绝不能使伤员躯干扭转、屈曲。禁止1人抱背，应由2～4人抬，防止加重脊柱、脊髓损伤。

□ 拨打急救电话，尽快送医院治疗。

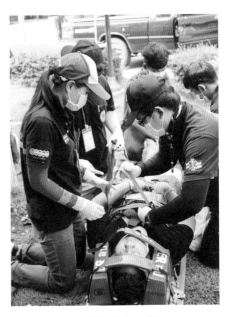

脊柱骨折的专业搬运

49

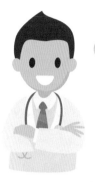

何时需要专业帮助

如果怀疑有脊柱骨折或者脊柱处有疼痛并伴有肢体麻木或感觉障碍等应尽快拨打急救电话，送医院治疗。

"

温馨提示

① 全民应提高对创伤性脊柱骨折的损伤及其危害的认识，加强安全教育，遵守交通规则；在高层建筑或是煤矿工作中，施工单位应该注重安全施工并采取保护措施，改善工作条件。

② 脊柱骨折者须睡硬板床，平卧，以保持脊柱平直，防止发生畸形或进一步损伤。

③ 脊柱骨折者不能随意翻身，翻身时要保持受伤部位的局部固定，不弯曲、不扭转。例如，给一个伤在胸腰椎的病人翻身时，需要两人协助，一人用手扶住病人的肩部和腰部，另一人扶住病人胸臀部，两人同时翻动，保持脊柱一直线。如颈椎受伤，则须保持头部和肩部同时翻动，以保持颈部固定。伤在颈椎的病人，也不可以随意低头、仰头或向左右扭转。

④ 应注意嘱咐卧床病人多做深呼吸预防坠积性肺炎。

⑤ 脊柱骨折者长期卧床时，对于病人躯干受压部位要保持清洁、干燥，定时翻身，或在受压部位如尾骶部、足跟、股骨大粗隆等骨突起部加软垫、气垫，以减少压疮的发生。

"

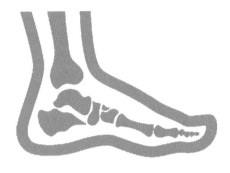

扭伤
RICE 原则（大米原则）

急诊室故事

　　傍晚时分，一对情侣来到急诊室，让我们震惊的是姑娘竟背着她又高又壮的男朋友进的急诊室，护士赶忙推了一辆轮椅上去帮忙。原来是男生左脚踝肿胀明显，不能着地，担心脚踝骨折，姑娘无奈只能背着男友来急诊室。姑娘手上还拿着一瓶冰水，一看就是用来冰敷受伤脚踝用的。姑娘说男友几乎每次打球都会把脚扭伤，已经成了一种习惯，每次都不好好处理，这次严重到不能着地才肯上医院就诊。X射线检查显示男生并没有骨折，但是韧带还是有些损伤。骨科医生建议石膏固定，刚开始病人不愿意石膏固定。经过医生详细解释石膏固定可使伤处在恢复过程中避免再次受伤，并可促进恢复后，小伙子终于接受了石膏固定处理。

认识扭伤

扭伤是指四肢关节或者躯体的软组织（如肌肉、肌腱韧带、血管等）挫伤，而无骨折、脱臼、皮肉破损等情况。多发于腰、踝、膝、肩、腕、肘、髋等部位。临床上常见于体力活动或者运动时，发生崴脚、崴手、闪腰等扭伤。

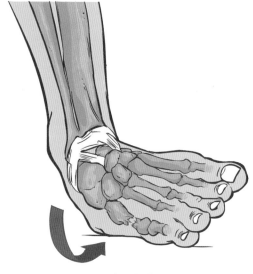

脚踝扭伤

表现特点

损伤部位疼痛青紫肿胀，严重时关节活动受限。

处理方法

医学中有个"RICE原则"，因RICE的中文意思是大米，故又称"大米原则"。这是专门针对运动损伤的处理原则。如果伤势不严重，且损伤发生在24 ~ 48小时内，可自行参照这个原则处理。

R代表rest（休息）

要求停止受伤部位的运动，避免外界刺激进一步加重疼痛和肿胀。如腰扭伤时，需卧床制动。

I代表ice compress（冰敷）

这个环节非常重要，受伤后24小时内，每隔2～3小时冰敷20～30分钟。冷敷越早越好，在较短时间使受伤的部位温度降低，局部血管收缩，以减轻疼痛。受伤超过24小时不建议冷敷，应该热敷以减轻肿胀。

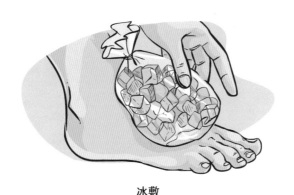

冰敷

C代表constrict（压迫）

压迫可使受伤区域的肿胀减小。可以用弹性绷带（没有弹性绷带时可用普通绷带，甚至可以利用现有物品，如把衣服撕成条缠紧受伤部位固定）包扎于受伤部位，来减少内部出血。24小时后可以贴膏药或搽药水治疗。可用约1寸厚浸过消肿止痛药水的药棉垫于伤处，外用弹力绷带进行加压包扎，压力要适度，松紧要适宜，达到适当制动固定作用从而能缓解肿胀和疼痛。腰扭伤最好用带钢板的腰带固定，实在没有可借助的物体，可用手掐腰临时固定。

E代表elevate（抬高）

抬高伤部，高于心脏部位，以减少患侧肢体血液循环，避免肿胀。受伤2～3天进入恢复期后再考虑用按摩方法来促进受伤组织的新陈代谢，加速创伤的愈合。恢复期用热水浸泡或热敷有助于加快恢复。

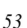

53

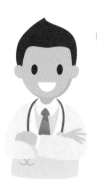

何时需要专业帮助

脚扭伤后能持重站立，勉强走路，说明扭伤为轻度，可自己处置；当扭伤后活动有剧痛，不能持重站立或挪步，按着疼的地方在骨头上，并逐渐肿起来，说明可能伤及骨头，应立即去医院救治。

温馨提示

①冷敷时关注皮肤的变化，当出现皮肤苍白、麻木等情况及时停止冷敷。

②热敷不是越热越好，只要有温暖的感觉就好，温度宜在42～45℃。不要试图用过高的温度来麻木皮肤从而减轻疼痛，如这样做，长此以往会降低皮肤对外界的敏感度。最好能在热瓶外裹一块毛巾，避免直接与皮肤接触，防止烫伤。

③中老年人血压高，冷敷可能会升高血压；患有类风湿关节炎、雷诺综合征等病症的病人，应尽量避免冷敷；有皮肤热过敏史、皮肤感觉异常、患心脏疾病以及伤口感染未愈等情况的伤者，都需避免热敷。

④扭伤恢复后，在教练指导下规范正确锻炼，合理运动。

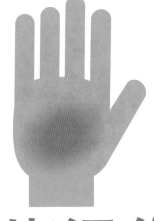

烧烫伤

别让意外成为永远的伤害

急诊室故事

下午5点左右，急诊室大厅里跑进来两个慌慌张张的家属，手上抱着哇哇大哭的小女孩。护士一了解，原来这一家三口在饭店里吃饭，小女孩不小心把桌上的热汤打翻洒在身上，小女孩顿时大哭起来，于是父母急忙把孩子送来医院诊治。小女孩的湿衣服还穿在身上，半边脸、脖子和手臂上大片皮肤烫伤发红，有些还起了水疱。在医生到来前，护士马上帮小女孩把湿衣服剪掉，并且拿湿纱布敷在小女孩的脸和脖子上，并用流动水冲洗手臂处。做完这些，护士告诉家属其实在烫伤后立刻采取一些降温措施，可以将烫伤程度尽可能降低。那么，当我们自己或身边的人遭遇烫伤时，我们到底应该怎么做呢？

◎─●认识烧伤

烧伤一般指热力，包括热液（水、汤、油等）、高温气体、火焰、炽热金属液体或固体（如钢水、钢锭）等所引起的组织损害，主要指皮肤和（或）黏膜，严重者也可伤及皮下和（或）黏膜下组织，如肌肉、骨、关节甚至内脏。烫伤是由热液、蒸汽等所引起的组织损伤，是热力烧伤的一种。烧伤是热力直接作用于人体所造成的组织损伤的统称，也是一种常见的损伤性疾病。日常生活中常见是开水烫伤和火焰烧伤。

◎─●表现特点

首先要弄清楚烧伤的程度，然后依此判断采用何种应急措施。烧伤分为3个等级：

一级：伤及最外层皮肤，导致皮肤发红，肿痛，但不起水疱。

二级：伤及最外层和内层皮肤，导致疼痛红肿，表面起水疱。

三级：烧伤损伤深层组织，皮肤会发黄、发黑且无痛。

一般来说烧伤部位越表浅，疼痛越剧烈，烧伤面积越大，疼痛越重。

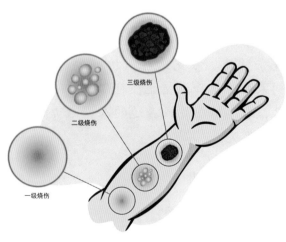

三级烧伤

二级烧伤

一级烧伤

烧伤的分级

◎—● 处理方法

□ 水火烫伤处理的原则是尽快脱离热源，迅速离开现场。

□ 立即用冷水对伤处进行冲洗，等冷却后再小心地将贴身衣服脱去，以免撕破烫伤后形成的水疱。面部等不能冲洗的部位可用冷敷，用湿毛巾或湿床单盖在伤处，不要弄破水疱。冷水冲洗的目的是止痛、减少渗出和肿胀，从而避免或减少水疱形成。

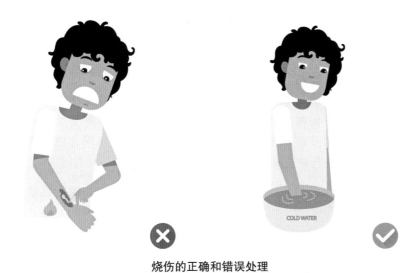

烧伤的正确和错误处理

□ 冲洗时间应在半小时以上，以停止冲洗时不感到疼痛为止。一般水温约20℃左右即可。切忌用冰水，以免冻伤。

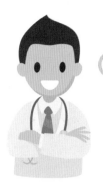

何时需要专业帮助

大面积或严重的烫伤经家庭一般紧急处理后应立即送医院。

温馨提示

①烧烫伤后，创面不要用酱油、食盐、醋、牙膏、绿药膏、芦荟胶等外涂。食盐、酱油含有盐类，会使创面细胞脱水收缩，加重损伤。其次，酱油和醋不是无菌的，有可能引起伤口感染。再次，酱油的黑褐色覆盖创面后，会影响医生对创面深度的判断。另外，牙膏、绿药膏、芦荟胶等使用后虽然有一定的清凉作用，但只能缓解症状却并不能减轻创面的进一步损害，而且还容易干扰医务人员对受伤程度的判断。综上所述，烧烫伤后，应只用冷水进行冲洗即可。

②儿童饮用的水、汤、饮料、牛奶等，家长应先确定温度适宜。

③使用热水袋保暖时，热水袋外边应用毛巾包裹，以手摸上去不烫为宜。注意热水袋的盖一定要拧紧，经检查无误才能放置于被子内，定时更换温水，既保暖又不会造成烫伤。家里有长期卧床的老人或糖尿病人应尽量少用热水袋，因为老人或糖尿病人对温度的感知力低于常人，容易造成烫伤，且不易被发现。

④严重烫伤病人烦渴时，可给少量的热茶水或淡盐水服用，绝不可以在短时间内饮服大量的开水，而导致病人出现脑水肿。

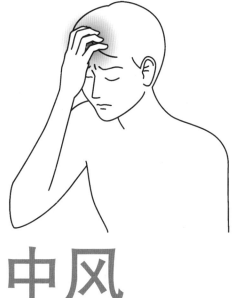

中风

"一笑二抬三说四时间"识中风

急诊室故事

一天，王奶奶在家中边喝水边和女儿聊天。突然，她感到头疼得很厉害，非常不舒服，她的脸部一侧下垂，并且没有办法微笑，拿杯子喝水的手也无力下垂，杯子摔在了地上，嘴巴一直说话却说不清楚。王奶奶女儿发现这一情况立即将王奶奶扶到沙发上躺好，并立即拨打急救电话，将王奶奶送到医院急救。经过检查评估，原来王奶奶是突发了脑梗。幸亏发现处理及时，经过医生的溶栓治疗，王奶奶康复出院，未有后遗症遗留。

◎─● 认识中风

脑卒中又叫脑血管意外，即是人们常说的中风，它是一种以脑部的缺血或出血损伤为主要表现的一类疾病，可分为缺血性脑卒中和出血性脑卒中。

通俗的说，如果将人的大脑比喻为田地，那么脑血管就是田地里的灌溉沟渠，沟渠要为不同的区域供水，以保证田地的丰收。如果某条沟渠堵了，那么就会使相应的田地干旱，秧苗也会因缺水死亡，脑血管出现这种情况时就会发生缺血性脑卒中；如果某条沟渠破了，那么就会导致相应的田地受淹，一旦脑血管出现这种情况，就会发生出血性脑卒中。

脑卒中好发于中老年人，具有起病急、病情发展快、病死率及致残率高的特点。因此，病人在发病后是否能得到正确及时的救治，对其治愈至关重要。

◎─● 表现特点

出血性脑卒中起病急，多有高血压病史，以在家中或工作中发病占多数，常在用力、激动或一般性活动中急性发病。而缺血性脑卒中多在安静或睡眠状态下发病，病人早晨醒来发现手脚不能活动或不能说话。

可以通过"一二三四"来识别中风。

□ "一笑"

嘱病人微笑，观察其一侧口角有无下垂，有无嘴巴歪斜、流口水症状。

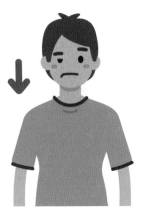

F：嘴角歪斜

□ "二抬"

嘱病人上抬双上肢呈90度，观察有无一侧上肢下垂或下垂得快，检查手指是否活动不灵活，拿东西不稳。

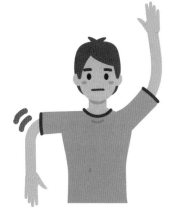

A：手臂不能上抬

□ "三说"

嘱病人说一个简单的句子，观察有无语言障碍，是否结巴、言语含糊，或找词困难、命名不能，俗称大舌头。甚至讲不出话来。

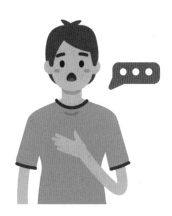

S：语言障碍

□ "四时间"

有两种含义，第一是如果上述三项检查有任何一项不能完成，并且在短时间内出现，须考虑脑卒中可能。第二是迅速拨打急救电话，时间就是大脑。

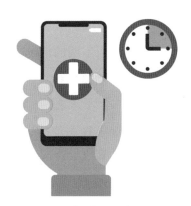

T：抓紧时间呼叫120

61

◎—● 处理方法

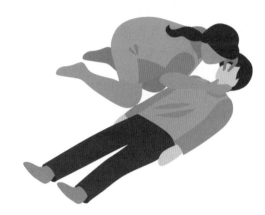

□ 发现病人发病时，要保持镇静，尽快正确拨打急救电话，告知发生地点，病人的年龄、性别，发病具体时间，是否有呕吐、头痛、手脚麻木、言语障碍等症状，并告知联系人姓名电话等，方便急救人员提前做好相应准备。

□ 病人发病后，不要急于把病人扶起，最好由2~3人同时把病人平托至床上，要轻抬轻放，避免震动。使病人头部略抬高，千万不要通过摇动其身体和头部企图唤醒病人。

□ 松开病人的衣领、裤带，取出义齿，使其头偏向一侧，及时清理口腔或鼻腔内的呕吐物或分泌物，可用手指包裹毛巾或纱布给予抠出，保持呼吸道通畅。避免阻塞呼吸道引起窒息或误吸。

□ 在诊断不明的情况下，千万不要自行用药，以免加重病情。

□ 对于抽搐的病人，可用筷子缠着毛巾或纱布从臼齿处插入垫在上下牙之间，防止咬破舌头。

□ 如病人神志清醒，应注意安慰病人，缓解其紧张情绪；不要痛哭或大声呼唤病人，避免给病人造成心理压力。

□ 如出现大、小便失禁，要及时脱去裤子清理干净，避免刺激皮肤引起破溃，注意操作时动作要轻柔，尽量少搬动病人，尤其要尽量减少头部的搬动。

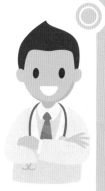

何时需要专业帮助

中风发病前，可有多种脑缺血发作的预兆，如头晕、头痛，视物模糊、耳鸣、呕吐、语言不佳、吞咽困难，面麻身木，无力、抽搐、猝然倒地、性格异常、嗜睡健忘、意识障碍等。当出现这些症状时，家人应及时拨打急救电话，送病人到有头颅CT检查设备的医院或神经专科医院诊治。

温馨提示

①引起脑卒中的危险因素有：年龄、遗传、高血压、低血压、心脏病、心律失常、眼底动脉硬化、糖尿病、高脂血症、吸烟、饮酒、肥胖，饮食因素如高盐、多肉、高动物油饮食，饮浓咖啡浓茶、体力活动过量等。

②脑卒中是一种可以预防的疾病，即对可以干预的危险因素予以有效的干预，从而降低发生卒中或二次卒中的危险性。

a. 注意控制血压：高血压是脑卒中的主要危险因素。研究证实，脑卒中发病率、死亡率的上升与血压升高关系密切。因此，请经常测量并控制好血压，一旦确诊为高血压病后，应即刻开始非药物治疗或遵医嘱进行药物治疗，千万不可自行断药、调药。

b. 定期体检：对于40岁以上的人，定期体检是非常必要的保健措施。以一年1次为宜，及时了解心脏、血糖、血脂水平，发现异常及时治疗。

c.改变不良生活方式：合理膳食、适当运动、规范作息、劳逸结合等。

　　饮食和营养：每日饮食种类应多样化，使能量和营养的摄入趋于合理；采用包括水果、蔬菜和低脂奶制品以及总脂肪和脂肪含量较低的均衡食谱。建议降低钠摄入量并增加钾摄入量，这样有益于降低血压，从而降低脑卒中风险。

　　运动：应选择适合自己的体力活动来降低脑卒中风险。健康成人每周应至少有3～4次、每次至少持续40分钟的中等或中等以上强度有氧运动（如快走、慢跑、骑自行车或其他有氧代谢运动等）。

d.克服不良习惯：建议戒烟，适度饮酒。

e.保持情绪平稳，避免情绪激动。

f.老年人应防止大便秘结。

③缺血性脑血管病占所有脑卒中的75%～85%，是好发于老年人的疾病，一旦发病在最短的时间（3～6小时）内，溶栓以恢复脑的再灌注是切实有效的治疗，可以改善愈后。因此，切不可为选择医疗条件好的大医院，而舍近求远延误最佳治疗时间。

④对于有吞咽困难或进食时有呛咳的病人，家人应特别注意，及时将病人送医院做相关的处理，防止吸入性肺炎。每次就餐后应及时清洁口腔，防止残渣滞留口腔引起口腔炎或误吸。

⑤对卧床病人，需注意经常给予翻身，及时清洁皮肤，预防压疮发生。

⑥对于有感觉障碍的病人，冬天不要给予热水袋，防止因不能表达或感觉障碍而引起皮肤烫伤溃烂。

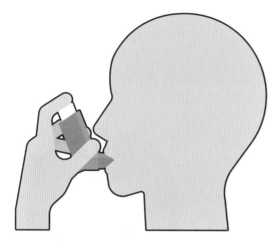

哮喘

如何控制会呼吸的"痛"

急诊室故事

这天，急诊室里来了一辆120救护车，车上坐着一位大汗淋漓的老太太，她不能平躺，喘得厉害也不能说话，呼吸急促，呼气时声音像高音调的哨笛声。急诊护士立即将老太太带入复苏室，给其大流量吸氧，心电监护，并通知了医生。经医生询问病史并体格检查，考虑老太太是哮喘急性发作了，因此，给予了激素雾化、化痰平喘等治疗。经过医护人员的紧急处理，老太太终于能够呼吸平缓下来，能靠着床跟医护人员说话了。原来，老太太患哮喘病十几年了，一直控制得很好，这次天气骤冷，没做好防护，就突然发作了。之前一直使用的哮喘急救药用了几次，但是效果不明显，反而愈加严重，因此家人就果断将她送到医院来治疗了。

◎ ● 认识哮喘

哮喘的本质是炎症反应引起的气道痉挛。哮喘的病人接触到特定的东西（如花粉、虾等），呼吸道发生了"过敏"反应，通往肺部的气道变得狭窄，通过气道的气流因而受限，出现痉挛、大量分泌物，导致呼吸困难，呼吸急促。但这些症状往往是可逆的，可以自行缓解或通过药物治疗后缓解。

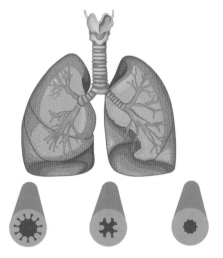

正常气道　　　哮喘发作　　　哮喘持续

哮喘发作，支气管平滑肌收缩，气道狭窄，引起呼气性呼吸困难

◎ ● 表现特点

☐ 反复发作的喘息（呼气声像高音调的哨笛声）。

☐ 气促（感到空气不够用，呼吸很困难）。

☐ 胸闷（感觉好像什么东西压在胸上）。

☐ 咳嗽（通常发生在晚上或早晨）。

☐ 呼吸困难引起失眠、不能参加体育活动等。

☐ 有的病人可能只表现为顽固的咳嗽和胸闷，这是特殊类型的哮喘。

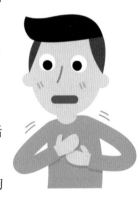

66

哮喘的发作（或加重）是阶段性的，它可能每日、每周发作，也可能偶尔发作，发作时症状可轻可重，严重者可危及生命。哮喘发作可自行缓解或通过药物治疗后缓解。

引起哮喘发作的常见危险因素包括暴露于吸入性过敏原（如屋尘螨、动物毛屑、真菌、花粉、树草、蟑螂排泄物等）、呼吸道（如病毒）感染、运动、剧烈情绪波动、化学刺激物、某些药物（如阿司匹林）、食入性过敏原（如花生、坚果、贝类、鱼蟹、牛奶、鸡蛋、食品添加剂等）、气候改变（如冷空气）等。部分哮喘发作也可以在无明显诱因的情况下发生。

◎—●处理方法

□ 使用哮喘发作急救药。哮喘急性发作时可吸入短效 β2 受体激动剂如沙丁胺醇、特布他林等，在第 1 小时可每 20 分钟吸入 4 ~ 10 喷，随后根据治疗反应；轻度急性发作可调整为每 3 ~ 4 小时吸入 2 ~ 4 喷；中度急性发作每 1 ~ 2 小时重复吸入 6 ~ 10 喷。经过自我处理后，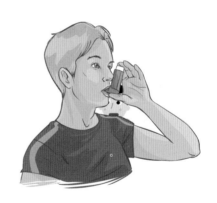即使症状缓解的病人也建议到医院就诊，评估哮喘控制状况和查寻发作原因，从而调整控制药物的使用，预防以后的哮喘发作。

□ 保持镇定，不宜多说话，不要勉强进食，找到最舒服的体位，最好是坐着，身体微向前倾，这样可以呼吸到更多的新鲜空气。

□ 松开衣领，解开裤带，缓解呼吸困难。

□ 清除口鼻分泌物，避免胸腹部受压。

□ 如有条件，可以在家里吸氧。

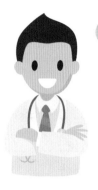

何时需要专业帮助

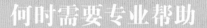

一旦哮喘发作即出现咳嗽、气急、喘息、呼吸困难等症状，在家里经过紧急处理后仍然有缺氧、口唇发绀、面色苍白、青紫等情况，应及时拨打急救电话到医院就诊。

温馨提示

①哮喘可以预防和控制

哮喘是一种气道的慢性炎症性疾病，需要坚持长期规范、持续、个体化治疗，虽症状严重且一般难以治愈，但只要遵医嘱坚持规范治疗，大多数人能得到长期有效控制。

②随身携带快速缓解药物

由于哮喘可能随时发作，所以哮喘病人应学会急救药的使用，建议随身携带快速缓解药物。

③查找过敏源

过敏原是引发哮喘发作的主要罪魁祸首，应尽早查清过敏原，以便采取有的放矢的预防措施和脱敏治疗。避免进食过敏食物（如鱼虾蟹等海鲜、牛奶、芒果和桃子等）。若对花粉及植物过敏，请不要去花园及植物园。

④注意天气变化

避免受风寒，特别注意颈部的保暖，最好穿纯棉织品。

冷空气、空气湿度的变化、气压的高低均可诱发哮喘的发作。春秋季适当减少户外运动，应尽量不去那些人群聚集的地方，如商店、影剧院、各种聚会。如若外出，注意戴好口罩防护。

⑤注意耐寒锻炼和耐力锻炼

建议从夏秋季开始耐寒锻炼，应循序渐进，以免诱发哮喘。可进行游泳、慢跑或羽毛球等锻炼，避免短跑、足球、篮球等冲刺或对抗性大的运动。注意避免运动过度及过度换气。

⑥避免呼吸道感染

呼吸道病毒感染所诱发的气道炎症是引起哮喘病病人气道高反应性的重要原因之一，尤其是导致婴幼儿哮喘和儿童哮喘的强烈致病因素。因此，注意调节自身免疫力，预防呼吸道感染是非常重要的。

⑦注意室内环境

不要养狗猫等宠物，不使用地毯及容易积尘的呢绒制品。经常通风，注意室内空气流通。尽量避免空调环境，难以避免时空调要定时清洗。被褥要勤洗勤晒，减少尘螨及真菌滋生。

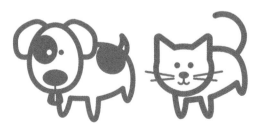

哮喘患者不要喂养宠物

⑧规范使用哮喘药物，按时复诊

治疗哮喘的药物分为两大类。一类是控制药物，需要每天并长时间维持使用，这些药物主要通过抗炎作用使哮喘维持临床控制。另一类是缓解药物，又称急救药物，这些药物在有症状时按需使用，通过迅速解除支气管痉挛，从而缓解哮喘症状。

哮喘控制药物由于起效缓慢，不能即刻发挥作用，所以务必遵医嘱坚持使用，决不能半途而废。该类药物需长期坚持使用，哪怕无任何症状，也不能自行减药、停药或断断续续给药，否则会让呼吸道处于不被保护的状态，更容易复发哮喘或引起严重的甚至危及生命的哮喘发作。

哮喘控制药物每次吸入治疗后，应用清水漱口，一方面可减轻由于吸入治疗造成的声嘶和咽部不适感，另一方面还可预防口腔真菌感染，如念珠菌感染。

糖皮质激素吸入剂量虽然较口服药物剂量小，全身性不良反应也较少。但还是应该注意观察激素类药物的副作用，如肥胖、皮肤薄、肌无力、高血压、糖尿病、骨质疏松、青光眼等症状。

⑨加强病人自我管理，稳定情绪，进行规范化治疗。学会正确使用峰流速仪、准确记录哮喘日记是哮喘病人自我管理的重要内容之一。吸入装置种类繁多，使用不当会导致哮喘控制不佳，增加哮喘急性发作的风险以及吸入药物的不良反应，因此，学会吸入装置的运用技巧非常必要。

⑩婴幼儿抵抗力差，易发生感染和变态反应性疾病。我们提倡母乳喂养婴儿，母乳喂养能降低儿童喘息发生。对多项研究结果进行的荟萃分析提示，孕期进食富含维生素D、E的食物，也可降低未来其子女哮喘的发生。

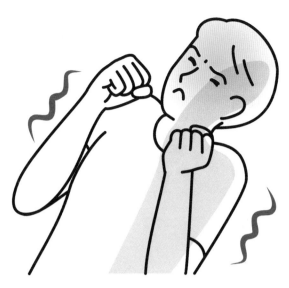

中暑

不要轻视，正确防治很重要！

急诊室故事

35岁的张老师是一名跑步爱好者，离马拉松跑步比赛还有1个月的时间。为了能取得好成绩，虽然天气闷热，张老师仍然跟往常一样在学校操场练习跑步。没想到跑了七八圈后，他忽感头晕目眩，随即失去知觉，被同事紧急送往医院。送达急诊室时，张老师已陷入昏迷，全身高热，并伴有肢体抽搐、大小便失禁，医生检查后发现张老师是中暑了。经过一系列紧急抢救及治疗后，张老师逐渐恢复神志，脱离危险。

◎—● 认识中暑

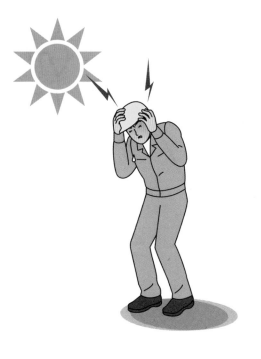

　　当外界气温持续超过35℃以上时，人体内的热量几乎都要通过出汗蒸发。在炎热的夏季或初秋，如果长时间在高温、高湿、强热辐射天气的环境下工作或活动，可造成体内积存热量逐渐增加，而出汗蒸发散热却越来越少，使体温调节功能发生紊乱，导致人体体温异常升高而发生中暑。除上述因素外，工作强度过大、工作时间过长、睡眠不足、过度疲劳等也均为引发中暑的常见诱因。

◎—● 表现特点

　　中暑病人一般会出现体温上升、心跳加速、大量出汗、脸色苍白、虚脱、肌肉松软、头痛、头晕、胸闷、恶心、呕吐、皮肤或肌肉疼痛等症状，严重者会抽搐、昏厥，甚至丧失意识。

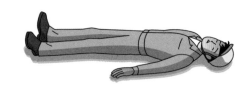

◎─● 处理方法

迅速远离高温环境

将病人扶到附近阴凉通风处躺下，有条件的话移到空调房间。解开其衣服，同时使其双脚抬高，这样有利于增加病人脑部的血液供应，同时也起到散热的作用。

及时补充水分

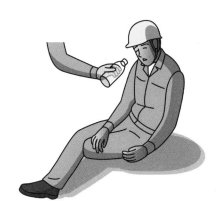

如果病人意识清醒，可让其饮用一些淡盐水。但补充水分不宜过多，不然会引起腹痛、呕吐和恶心等不适症状。不宜饮用咖啡或酒精类饮料。已经昏迷者，不要强行喂水，以免引起气道梗阻或呕吐窒息。

迅速降温

在腋窝、头部、腹股沟大动脉明显处用冰袋或冰块进行局部降温；还可以用医用酒精、温水反复擦拭全身，然后用扇子或电风扇吹风，以加速身体散热，但要注意适度。也可对中暑者进行皮肤肌肉按摩，加速血液循环，以促进散热。当病人体温降至38℃以下时，就要停止吹风、洒冷水等强制性降温方法。

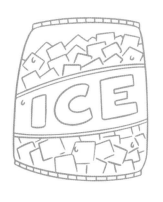

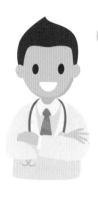

何时需要专业帮助

当病人出现高烧、昏迷、抽搐等情况，立即拨打急救电话，将其快速转至医院接受治疗。在等待救援期间，应使病人平卧，头偏向一侧，以保持其呼吸畅通。

温馨提示

① 天气炎热和湿度较大时，应尽量避免强体力劳动。如需在高温条件下行走或锻炼，请不要马上进行剧烈运动，应慢慢开始，逐渐增加强度，让身体慢慢适应外界的环境。当已经感觉到心跳加重且胸闷憋气，尤其是感到头晕、意识模糊、虚弱，甚至要晕倒的时候，应立即停止一切活动！迅速找到阴凉通风处休息。

② 合理安排作息时间，适当补充含钾、镁、钙盐防暑降温饮料，家中常备防暑降温药品（如清凉油、风油精、人丹或藿香正气水）。需低盐饮食者，在补充盐分之前，应当咨询医生。

③ 高温天气时，不要饮用含酒精或大量糖分的饮料，这些饮料会导致失去更多的体液。同时，还应避免饮用过凉的冰冻饮料，以免造成胃部痉挛。对于某些需要限制液体摄入量的病人，高温时的饮水量应遵循医嘱。

④ 冰袋降温时，放置地方应在颈部两侧、大腿根或腋下，这些地方血管丰富，降温效果好，注意避开枕后、耳郭、

心前区、腹部、阴囊、足底等部位，防止腹泻等副反应。可用毛巾包裹冰袋，防止冻伤。

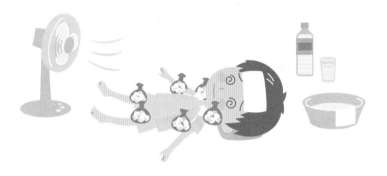

⑤藿香正气水或十滴水都可以起到解暑作用，但要考虑病人是否耐受。神志不清的病人可能不具备服药条件；儿童、孕妇则需遵医嘱；驾驶员和高空作业人员要考虑药物中的酒精成分；服用头孢类抗生素的病人不能同时服用藿香正气水。

⑥有时在看似"凉爽"的闷热潮湿的天气下，即便人体大量排汗，其热量也很难散发出去，如不及时补充水分，体温会迅速上升，也会引发中暑。

⑦不要将婴幼儿或儿童单独留在车里，即使在还算凉爽的天气里。因为，在太阳照射下，车内温度仍然会迅速升高，会造成孩童严重中暑，甚至有致死的风险。

⑧穿着合适的衣服，并涂抹防晒用品。在室外，应当尽量选择轻薄、宽松及浅色的服装，并注意防晒、降温。可以佩戴宽帽檐的遮阳帽、太阳镜，并涂抹SPF（sun protection factor，防晒系数）≥15的防晒用品（UVA/UVB防护）。

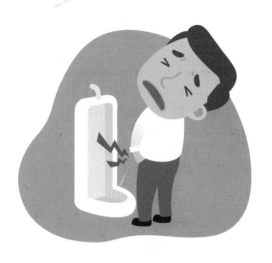

尿路结石

石头发飙，痛"死"人！

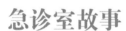

急诊室故事

　　午夜急诊室的宁静被一阵"撕心裂肺"的呻吟声打破，急诊室护士远远地看见门口有一个小伙子弯腰捂住肚子，表情痛苦不堪，正步履蹒跚地向急诊护士台走来。小伙子嘴里一直喊着"痛，痛死了，感觉自己快死了"，护士询问小伙子哪里痛，小伙子回答说"哪里都痛，腰痛，感觉肚子也痛"，究竟是什么导致小伙子剧烈的疼痛？医生经过检查后才发现，原来始作俑者竟是一颗小小石头。正是由于这颗小石头卡在输尿管中，进而引起了腰痛。医生告诉小伙子，平时要多喝水，不要小看这小石头，如果处理不及时，也会引起严重的后果。在经过用药后，小伙子的疼痛终于缓解，感叹道"小小石头也会有脾气，不可小视啊！"。

◎─●认识尿路结石

尿路结石是人体泌尿系统各部位结石病的总称。人体泌尿系统，由肾脏、膀胱、输尿管及尿道组成。泌尿系统可以产生尿液，并将尿液转运出体外。尿路结石在肾脏和膀胱内形成，绝大多数输尿管结石和尿道结石是结石排出过程中停留该处所致。

尿路结石分为上尿路结石和下尿路结石。小的结石仅有沙粒大小，而大的结石可如鸡蛋黄一般大。结石可停留在病人的肾脏，也可经由尿道排出体外。导致尿路结石最常见的原因是饮水不足或不均衡，某些基础疾病（如痛风）也可能导致肾结石。

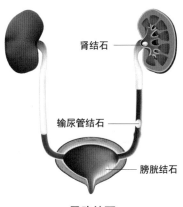

肾结石

输尿管结石

膀胱结石

尿路结石

◎─●表现特点

☐ 结石很小时，身体可能没有任何症状。

☐ 疼痛（钝痛或绞痛）：钝痛是较大结石在肾脏内压迫摩擦或引起积水所致。绞痛则是较小结石在肾脏或输尿管内移动刺激所致，会突然出现剧烈疼痛，如刀割样，结石还可能会造成腰背部、侧腹部、腹部、腹股沟等部位的剧烈绞痛。

☐ 恶心、呕吐：疼痛剧烈者可出现恶心、呕吐。

☐ 血尿：痛后血尿，其出血程度与损伤程度有关。

☐ 尿频和尿痛：当结石停留在膀胱和尿道中或合并感染时，可能出现尿频、尿痛症状。

□ 热敷绞痛一侧腰部，可减轻肾绞痛。用湿热毛巾或热水袋都可以，注意温度不宜太高，以免烫伤皮肤。

□ 多喝热水，可减轻疼痛。

□ 及时就医。

何时需要专业帮助

尿路结石如不及时处理，可能导致急性尿潴留、输尿管梗阻、肾积水，甚至是肾萎缩。因此，一旦考虑是尿路结石痛，应该及时就医。

温馨提示

① 适当增加饮水，增加液体的摄入能增加尿量，预防结石的复发。若无心脏疾病或肾功能不全等疾病，推荐每天的液体摄入量在 $2500 \sim 3000ml$。

② 饮食调节，根据结石的成分不同，有着不同的调节方式，但是总体上说，要少吃高蛋白、高嘌呤、高草酸食品，摄入正常钙质含量的饮食。

③ 增加水果和蔬菜的摄入量，可以预防结石复发。

④ 草酸钙结石病人，尤其是高草酸尿症的病人应该避免摄入诸如菠菜、甘蓝、杏仁、花生、甜菜、欧芹、红茶和可可粉等富含草酸的食物。尿酸结石不宜食用动物内脏、酒（特别是啤酒）等高嘌呤食物。

⑤ 适量运动，可做跳跃动作，有利于微小的结石排出，但应防止过度运动导致脱水造成尿液浓缩。

⑥ 控制体重，肥胖易导致结石形成，肥胖者应减轻体重。

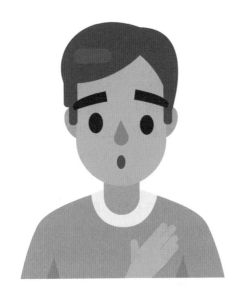

病毒性心肌炎

不要轻视，正确防治很重要！

急诊室故事

20岁的小林人高马大，身体一向不错。有一天，因天气炎热，小林贪凉吹了一夜穿堂风，第二天感冒了也并未在意，照样参加跑步、打篮球等剧烈活动。又过了几天，不知怎么回事，他突然感到心里不时"怦怦"乱跳，还伴有胸闷、气促、头晕、全身无力等不适症状，实在扛不住才在家人的陪伴下到医院检查。检查的结果吓了他一跳，医生诊断出他是因为感冒引发了病毒性心肌炎，建议住院。小林妈妈说："本以为就是普通的感冒就没放在心上，幸亏发现得早，要不然这孩子可就毁了啊！"

◎—●认识心肌炎

　　心肌炎是指各种原因引起的心肌的炎症性病变，它可以影响部分甚至整个心脏功能。多因感染性因素引起，其中以引起肠道和上呼吸道感染的各种病毒最多见。病毒进入血液后，随着血液循环到达心脏，如果病人的抵抗力弱，就有可能引起心肌炎。

　　病毒性心肌炎是指病毒感染引起的心肌局限性或弥漫性的急性或慢性炎症病变，属于感染性心肌疾病。病毒性心肌炎原则上是一种自限性疾病，就像我们的感冒一样，通常情况下2～4周自己就好了，所以很多人并不知道自己有心肌炎这一疾病。比较严重的心肌炎病人会出现心功能紊乱、心力衰竭、心律失常等病症，严重者会产生休克、猝死。

◎—●表现特点

　　病毒性心肌炎病人临床表现取决于病变的广泛程度和部位，轻者可无症状，重者可出现心力衰竭、心源性休克和猝死。病人常在发病前1～3周有上呼吸道或肠道感染史，表现为发热、全身酸痛、咽痛、倦怠、恶心、呕吐、腹泻等症状，然后出现心悸、胸闷、胸痛或心前区隐痛、头晕、呼吸困难、水肿等；极少数病人出现心力衰竭或心源性休克。

　　心肌炎多发于年轻人，一般在感冒后几天至两星期内发病。在天气寒冷的冬春季节，不少病毒都十分活跃，如流感病毒、柯萨奇病毒、疱疹病毒、腮腺炎病毒等，它们对于心肌有特殊的亲和力，在引起呼吸道症状的同时往往易向心肌"发难"。因此，患感冒后切不可掉以轻心，一旦出现胸闷、心悸等不适时，一定要及时就医。

◎—●处理方法

感冒发烧后一定要休息，加强营养，避免劳累，更不能做剧烈运动。感冒发烧后如果有胸闷、气急、心慌等症状，建议病人及时到医院就诊。

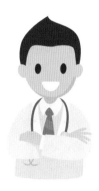

何时需要专业帮助

因为我们并不能清楚地判断自己是否得了心肌炎，所以当出现高烧、呕吐等普通感冒不常见的症状，并且在反复发作时，或者感冒后出现胸闷、心悸、心慌等不适，请及时到医院就诊。

温馨提示

①当出现感冒、发烧、全身乏力、肌肉酸痛、恶心呕吐等全身病毒感染的症状时，特别是对于小朋友和青少年，要特别注意。这些症状出现或好转后几周内，如果觉得心悸、胸痛、活动后呼吸困难、晕厥，就要高度怀疑心肌炎。此时，应停止体力劳动，避免劳累，适当休息，尽快到医院就诊，完善心电图、心肌酶谱等检查项目，及时采取治疗措施，防止并发症的发生。

②注意休息。心肌炎一经确诊，应立即卧床休息，休息的目的是减轻心脏负担，防止心脏扩大，如果心脏已扩大，经严格卧床休息较长一段时间后，大多能回缩，若早期

不重视卧床休息，可能导致心脏进行性扩大并将引发后遗症，反而得不偿失。心肌炎在急性发作期，应卧床休息 2 ~ 4 周，急性期后仍应休息 2 ~ 3 个月。严重心肌炎伴心界扩大者，应休息 6 ~ 12 个月，直到症状消失，心界恢复正常。心肌炎后遗症者，可尽量与正常人一样的生活工作，但不宜长时间看书、工作甚至熬夜。

③平常注意体育锻炼。心肌炎病人在恢复期时，要根据自己的体力，进行适当的锻炼，有助于早日康复，避免遗留后遗症。心肌炎后遗症只要没有严重心律失常，可参加一般性的体育锻炼，如慢跑、跳舞、太极拳等，持之以恒，利于康复。

④预防感染。病毒性心肌炎是因病毒感染引起的，因此，防止病毒的侵入十分重要，尤其应预防呼吸道及肠道的感染。对易感冒者，平时应注意营养，避免过劳，并选择适当的体育活动以增强体质。避免不必要的外出，必须外出时应注意防寒保暖，注意饮食卫生。感冒流行期间应配戴口罩，避免去人群密集的公共场所活动。

⑤劳逸结合。应避免情绪突然激动或体力活动过度而引起的身体疲劳，身体的过度疲劳会导致机体免疫力降低。

⑥饮食调节。日常饮食宜高蛋白、高热量、高维生素。多食蔬菜、水果，忌食辛辣、熏烤、煎炸食品。烟草中的尼古丁可促使冠状动脉痉挛收缩，影响心肌供血；饮酒会造成血管功能失调，故应戒烟忌酒。

⑦尽量减少节食减肥，避免体重过快下降。因为，在体重下降的同时体内的蛋白质也会大量的减少，容易引起心肌炎，所以应避免过度减肥。

⑧避免暴饮暴食。过饱容易使心脏代谢增加，使心肌炎加重。

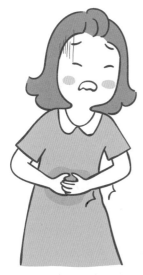

宫外孕

突发停经又腹痛要小心！

急诊室故事

　　救护车急促的警报声在急诊门口戛然而止，从车上推下一位年轻的姑娘。她面色苍白，大汗淋漓，双手紧紧地捂住肚子，一直叫着"肚子痛，快痛死了"。护士马上把她推到抢救室，经过医生查体询问病史，原来，小刘才新婚不久，平时月经就不是很正常，这次月经接近一个半月没有来，下腹部前几天隐隐作痛，但自己并没有在意，谁曾想这竟是意外的开始。经过检查，医生考虑是宫外孕。幸亏及时送来医院，不然小刘很有可能失去下次做妈妈的机会。经过治疗小刘终于康复出院，但医生却再次嘱咐小刘，再次出现腹痛或者停经一定要及时就诊，避免再次发生宫外孕。

◎─● 认识宫外孕

宫外孕是指异位妊娠，即受精卵在子宫腔以外的部位停留并生长发育。最常见的异位妊娠是输卵管妊娠。正常情况下，怀孕时受精卵会从输卵管迁移到子宫腔，然后安家落户、生长发育。但即使发生了宫外孕，仍改变不了怀孕的事实。因此，部分宫外孕可同时呈现出怀孕的体征，如停经、尿检呈阳性等。而子宫外的胚胎无法长期存活，当胚胎长到一定程度，会使容纳它的部位发生破裂，引起严重的出血，危及孕妇生命。宫外孕在怀孕早期较难发现，一方面，有的女性并未发现自己怀孕；另一方面，部分女性知道怀孕后，却没进行进一步的孕检，错过了治疗的最佳时期。宫外孕无法预防，只能早发现，因此，备孕女性发生停经后，应及时通过B超检查、血中的绒毛膜促性腺激素（HCG）及黄体酮的检查，了解宫内胚胎发育的情况，这样有助于排除宫外孕。

◎─● 表现特点

宫外孕的主要表现为停经后的腹痛及不规则的阴道出血。

□ 停经

宫外孕的病人往往会有停经史，有20% ~ 30%的病人把异位妊娠的不规则出血误认为是月经，在超过平时月经的天数后，经过进一步检查才发现是妊娠后的阴道出血。

□ 腹痛

是宫外孕病人的主要症状。由于宫外孕发生的部位比较狭窄，随着时

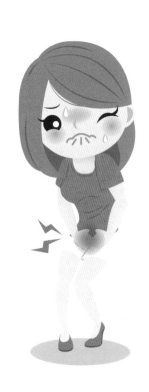

间的增加，胚胎逐渐增大，常表现为一侧下腹部隐痛或酸胀感。当发生流产或破裂时，腹痛更为剧烈，常伴有恶心、呕吐。另外，如部分组织进入腹腔，还可引起腹膜刺激征，导致病人疼痛难忍。

□ 阴道出血

当胚胎死亡后，常会出现不规则的阴道出血，血色暗红或深褐，少量呈点滴状，一般不会超过月经量，仅有少数病人表现为类似于月经量。

□ 晕厥与休克

由于腹腔内出血严重及剧烈腹痛，轻者会出现晕厥，严重者会出现失血性休克。

□ 腹部包块

部分宫外孕流产或破裂形成的血肿时间较长，由于血液凝固并与周围组织或器官发生粘连形成包块，部分病人可在腹部摸到包块。

◎─● 处理方法

在出现以上症状，考虑是宫外孕破裂出血时，要保持冷静，不要慌张，立即拨打急救电话，在救护车来到之前，应平卧并尽量保持安静，以防止再次出血，并注意保暖。

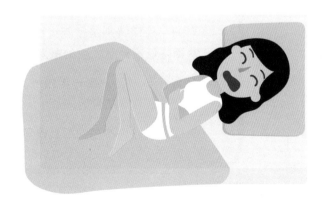

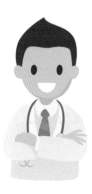

何时需要专业帮助

①怀疑自己怀孕后，及时去医院进行常规的检查，确诊怀孕并排除宫外孕。

②腹痛伴有阴道出血，一定要及时去医院接受治疗。

温馨提示

①减少人工流产次数，在一定程度上可减少或避免宫外孕的发生。如必须行人流术，需在正规医院进行。

②保持良好的生活方式，不抽烟、酗酒，注意个人卫生，减少盆腔炎、输卵管炎症的发生。

③对妇科疾病特别是盆腔炎和输卵管炎症，合理进行治疗，从而降低宫外孕发生的概率。

④有宫外孕史者，在一年内一定要做好避孕工作，否则再次发生宫外孕的可能较高。

⑤发生腹痛时，不可随意自行口服止痛药，避免掩盖病情。

黑便

小心大便"给你颜色看"

急诊室故事

一天，宋奶奶陪着宋爷爷来到急诊室。预检护士询问病情，得知宋爷爷近两天已晕厥两次，昨天晕厥近1分钟，但因醒来后并未感到特别不舒服，就没在意。这次晕厥醒来后伴有出冷汗，面色惨白，宋奶奶吓坏了，赶紧陪老伴到医院就诊。宋爷爷告诉医护人员，他觉得头晕、没力气，既往就只有房颤病史，没什么其他毛病。医生发现宋爷爷口唇、指甲都很苍白，又询问了最近大便的情况，宋爷爷回忆起这一个星期大便都是黑色的，也没怎么在意。经过一系列检查，医生最终确定宋爷爷是由于房颤病史长期服用阿司匹林药物引起的胃黏膜出血，而且出血时间已不是一天两天了，所以这段时间大便是黑色的。长期的慢性出血导致了宋爷爷因贫血而晕厥。最后，经过在医院里一段时间的治疗，宋爷爷终于康复出院了。

认识黑便和血便

黑便和血便是人体消化道出血的两种表现形式。

黑便，顾名思义，就是大便是黑色的，一般是指外观呈乌黑色糊状、少粪臭味而有血腥味、表面有油性光泽的大便，由于与柏油（沥青）形状相似，故也称柏油样便。黑便通常是由上消化道出血造成的。

一般说来，消化道出血如果出血量每天超过50ml，且不是太多或太集中的话，即会出现黑便，如果出血再多一些或再集中一些，能够用肉眼看到血迹者，称之为血便。

往往血便由于肉眼能看到血迹而马上能引起人的注意，而黑便颜色黑，但没有正常的血颜色容易使人忽视，等出现其他伴随症状后才引起人的警觉。

表现特点

判断出血量的大小

当出现黑便时，消化道出血就已经达到50ml以上，大便如持续呈黑色且质干，说明有持续性的少量出血，通常临床症状不明显或仅有轻微头晕，乏力等。

大便如由黑色转为暗红色或鲜红色，且大便软、稀，甚至其间夹有血块，则说明消化道有活动性出血，出血量也较大，临床症状会出现头晕眼花、心悸、面色苍白、脉搏加快、口渴等。

简单判别出血部位

先便血后大便，且血色鲜红者，说明其血来源距肛门较近，出血部位一般在直肠或肛门，常见于直肠癌、痔疮、肛裂，直肠息肉等。

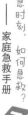

先大便后便血，其便色如马路柏油一样黑，说明其出血点位置较远，在肠道停留的时间较长，出血部位多为胃及十二指肠、结肠或小肠，如胃或十二指肠溃疡，胃癌、胃息肉等。

判断是否有继续出血

黑便如逐渐转为黄色，说明出血已止。

黑便持续存在，则说明持续出血。

开始黑便，经治疗转为黄色后又出现黑便，则说明又再次出血或疾病已复发。

◎─●处理方法

☐ 当出现呕血或黑便时，不论病人还是家属，都要保持镇静。

☐ 若仅为黑便，排除食物或药物引起的原因，病人应在家属陪同下尽快到医院就诊，尽早做胃肠镜等检查以明确出血的原因，及时治疗。

☐ 如伴有呕血、头晕、心慌、出冷汗、全身软弱无力，应暂时禁食，立即卧床休息，并保持平卧位。

☐ 对于有呕吐的病人，需将其头部偏向一侧，以免呕吐物吸入气管内导致窒息。

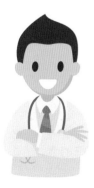

何时需要专业帮助

当黑便伴有呕血、头晕、心慌、出冷汗、全身软弱无力时应尽快拨打急救电话，请医务人员前来救治。

温馨提示

①每天关注大便的色、质、量，有助于尽早发现病情变化。尤其对于患有心脏病、高血压或脑卒中等疾病的病人，及长期服用阿司匹林、华法林等容易引起消化道出血的药物的人士。

②见到黑便，不要慌张，也不必然是消化道出血。因为，某些食物或药物因其本身或其代谢产物是黑色的，也会使大便颜色变黑，与消化道出血毫无关系。

如食用过多的猪肝、动物血制品（如猪血、羊血、兔血等）之后，大便也可呈暗红色，甚至出现柏油样便，可以通过用限制饮食（一般素食三日）后到医院查大便潜血试验，看是否转为阴性，观察大便颜色是否恢复正常的办法来与上消化道出血相鉴别。

另外，服用某些中草药、活性炭、碳酸亚铁，以及一些治疗溃疡病的药物，如复方铝酸铋（胃必治）、碱式碳酸铋、枸橼酸铋等，大便也可能呈黑色，但大便潜血试验呈阴性，故可以排除消化道出血。

③当出现黑便或血便，并排除食物及药物因素，应尽快到医院检查，以明确出血的原因，尽早治疗。

④引起消化道出血的原因很多，除消化道溃疡外，青壮年病人以急性胃黏膜病变、食管胃底静脉曲张破裂多见；中老年人以急性胃黏膜病变、胃癌、胃肿瘤多见。另外，长期服用阿司匹林、华法林等药物也会引发上消化道出血；工作高度紧张、严重感染时，机体在处于应激的情况下，会出现应激性溃疡而导致出血，因此，应尽早辨别治疗。

⑤保持个人情绪稳定，注意劳逸结合，生活有规律。避免情绪紧张而诱发出血。

⑥有溃疡病史者在饮食方面，应避免过硬、过酸、过甜、过辣的食物，不宜喝浓茶、咖啡，忌吃生冷、过热、易产气的食物。避免吸烟饮酒。

醉酒
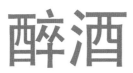
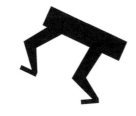

别让"杯具"变"悲剧"

急诊室故事

初秋的凌晨一点半，一位大叔跑进急诊大厅："护士，大门口有一位先生躺在地上，怎么都叫不醒，赶紧和我出去看看吧！"急诊护士立即叫了保安、护工，并拉着急救床跑了出去。走近之后，还没看清人，便闻到了刺鼻的酒味，呼唤了很久，病人都没反应，于是将病人抬上了急救床，拉进了急诊室。护士给病人盖上棉被，呼叫医生时，病人突然醒来，好心的大叔赶紧给他倒了一杯温水。病人连着喝了好几杯，才缓过神来说："真是太感谢了，本想自己来医院，实在太困，不知道怎么的就在大门口睡着了，我没事的，我可以自己回家了。"说完，便摇晃着身体要起床回去。最后，在医生护士的劝阻下，通知其家人将他接回家。医生告知病人及家属，醉酒后，一定要有人陪伴在身边，避免发生意外。

◎ ● 认识醉酒

急性酒精中毒俗称醉酒，指过量饮酒或者含酒精饮料后，所引起的先兴奋后抑制状态。醉酒临床表现因人而异，中毒症状出现时间也各不相同，与饮酒速度、饮酒量、血中酒精浓度以及个体耐受程度有关。这里的醉酒在医学上指单纯性醉酒，不包括病理性醉酒。因其发病急、病情危重，往往因为会并发脑水肿、窒息、上消化道出血等而危及生命。

◎ ● 表现特点

普通醉酒状态根据其表现可分为三期，即兴奋期、共济失调期、抑制期。在急性中毒后尚有较长时间的不适，称为延续效应。

兴奋期

醉酒者精神兴奋、面色发红、自感舒适、爱交际、说话滔滔不绝。且伴有情感不稳定，或喜或怒、或悲或忧，有时还会产生敌对或攻击情绪，及出现行为异常，如原有的性格改变、判断力受损，以致自信能力增强。此阶段的血酒精浓度一般在500 ～ 1000mg/L。

共济失调期

若醉酒者出现动作笨拙，不能保持身体平衡，步态蹒跚，言语含糊，语无伦次，并可伴有眼球震颤、复视、视物模糊及恶心呕吐等。此时的血酒精浓度一般在1500 ～ 2000mg/L。

抑制期

当醉酒者血酒精浓度达到2500 ～ 4000mg/L，即进入抑制期。临床特征是转入昏睡，面色苍白、皮肤湿冷、口唇微紫、瞳孔散大或正常、呼吸缓慢有鼾声、脉搏快速，可呈木僵和昏迷状态。若延髓中枢受抑制可致呼吸麻痹而死亡。

●—●处理方法

☐ 停止饮酒。

☐ 大量喝水，吃一些水果。喝些果汁、绿豆汤或生吃梨子、西瓜、荸荠（马蹄）、橘子之类的水果来解酒。

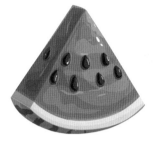

水果可以解酒

☐ 催吐。直接刺激病人咽部进行催吐，使胃内容物呕出，减少乙醇的吸收。已有呕吐者及昏睡、昏迷者不可用此法。

☐ 卧床休息，注意保暖，家属陪在饮酒者身边，并注意醉酒者安全。

☐ 当醉酒者昏睡时，应屈身侧睡，将其头偏向一侧，避免呕吐物阻塞气道，并可降低发生窒息的风险。家属或亲友还需同时观察其呼吸情况。

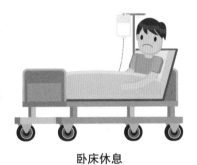

卧床休息

☐ 当病人严重急性酒精中毒时应立即拨打急救电话，寻求专业救治。

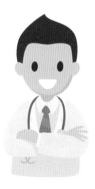

何时需要专业帮助

严重急性酒精中毒者，会出现脉搏加快、呼吸减慢和微弱、皮肤湿冷、烦躁、昏睡、脱水、抽搐、休克等症状，应该迅速送医院急救。

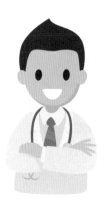

温馨提示

①合理饮酒，切忌酗酒。

②不要空腹喝酒，先吃点食物再喝有助于减慢酒精的吸收。同时，空腹喝酒容易引起低血糖。此时，应喝点糖水，但不要喝醋或汽水，因为这不仅会加重对胃肠黏膜的刺激，更易诱发胃溃疡、十二指肠溃疡或急性胰腺炎等消化系统疾病。

③饮酒前半小时可饮用适量牛奶或酸奶，以减少酒精进入血液到达肝脏的量。

④服药期间，尽量不要喝酒，否则有可能带来致命的后果。

⑤不要采用喝浓茶或咖啡的方式来醒酒。茶和咖啡的确都有利尿作用，但这样可能使尚未分解成乙酸的乙醛（由乙醇转化而来）过早地进入肾脏，而乙醛对肾有较大刺激作用。

⑥酒后不可立即洗澡，不管是冷水澡还是热水澡，这都会导致酒精不能及时散发出来，更容易引起醉酒，严重者会导致酒精中毒，产生昏迷的现象。

⑦酒后不能剧烈运动。饮酒后，大量的血液会流向内脏进行对酒精的"解毒"，这时肌肉中分配的血液量很少。此时，心脏需要不断地将血液输送到相应的器官，负荷非常大。如果此时运动，会使肌肉同样也需要大量血液，就会导致心脏负担进一步加重，进而可能导致脑血管意外，甚至心源性猝死。

⑧喝一些酸奶或大量喝水，可以减轻醉酒带来的头痛反应。

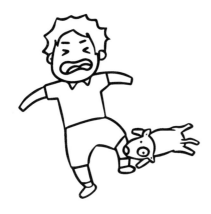

犬咬伤

小动物也有大脾气

急诊室故事

随着家养宠物数量的增加，犬咬伤的发生也越来越多。一天下午，一位小姑娘捂着一只手慌慌张张地跑进急诊室，经过询问才知道，原来小姑娘在小区玩耍时，遇到一只漂亮的小狗，就忍不住过去逗它，正打算抚摸小狗头的时候，被小狗咬伤了，未经任何处理就赶来医院。外科医生在了解情况后，对小姑娘进行了紧急的处理，并强调在咬伤后一定要及时对伤口进行清洗，以减少毒素的吸收。

◎─● 认识犬咬伤

犬咬伤是指被狗咬伤。若被携带狂犬病毒的病犬咬伤后，为避免狂犬病的发生，一定要对伤口进行紧急处理。狂犬病毒广泛存在于病犬的脑组织、脊髓及其唾液中，并且对神经组织具有强大的亲和力，若未被迅速灭活，病毒就会进入被咬伤者的中枢神经，从而引发狂犬病。

◎─● 表现特点

一旦被狂犬病毒感染后，因该病毒有潜伏期，伤者不一定会马上发病，短者10日，多数1～2个月，少数可长达数十年。咬的部位越深、越接近头面部，其潜伏期越短、发病率越高。因此要密切观察是否出现以下症状：

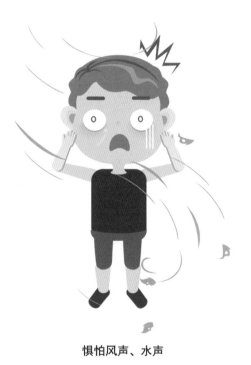

惧怕风声、水声

前驱期

早期表现，大多数病人会有低热、食欲不振、恶心、头痛、伤口周围麻木、疼痛，继而出现恐惧不安，对风、声、光等较敏感。

兴奋期

主要表现为极度恐水、怕风、发作性咽肌痉挛、呼吸困难、排尿困难以及多汗流口水。恐水是狂犬病的特殊症状，典型者见水、饮水、听流水声甚至在提及饮水时，均可出现严重咽喉肌痉挛。

麻痹期

痉挛停止后，病人逐渐安静，但是会出现肌痉挛，尤其以肢体软瘫多见。逐渐出现昏迷、循环衰竭，严重者可导致死亡。

◉─● 处理方法

一旦被狗咬伤后，无论该犬是否携带狂犬病毒，都要在第一时间迅速彻底冲洗伤口，以最快的速度把粘在伤口上的病毒冲洗干净。

应用20%的肥皂水（或者其他弱碱性清洁剂）和一定压力的流动清水交替彻底清洗、冲洗所有咬伤或抓伤处至少15分钟，有条件者可以用3%的过氧化氢反复冲洗伤口，然后用生理盐水（也可用清水代替）将伤口洗净，最后用无菌脱脂棉将伤口处残留液吸尽，避免在伤口处残留肥皂水或者清洁剂。

伤口一般不予包扎，以利于引流。

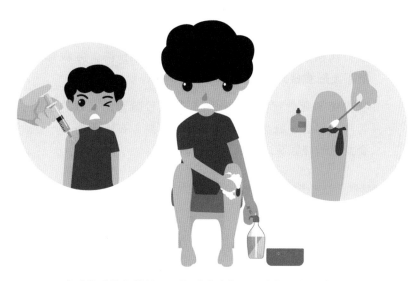

犬咬伤后的急救处理：及时清洗伤口和注射狂犬病疫苗

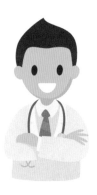

何时需要专业帮助

在反复清洗伤口后，应立即前往医院。

"

温馨提示

① 伤口一定要反复冲洗干净，不可马虎，因为伤口的清洗是防治狂犬病的第一道防线。

② 伤口清洗后，除极大的伤口需要止血外一般不予包扎。

③ 一旦怀疑有狂犬病毒感染，一定要及时前往医院进行彻底的伤口处理并注射狂犬疫苗和破伤风针。

④ 狂犬病预后差、死亡率高，一定要加强预防，并教育儿童不要随意接近、抚摸或挑逗猫、犬等动物。

⑤ 狂犬病的死亡率可高达99%，并且目前暂无有效的治疗药物，因此，狂犬病的预防尤为重要，在被咬伤后一定要及时前往医院进行狂犬疫苗的注射。

"

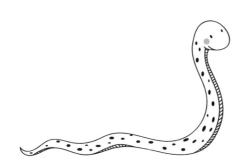

蛇咬伤

莫慌张，及时处理是关键

急诊室故事

炎炎夏日，人们的野外活动也越来越多。一日下午，急诊室来了一位被蛇咬伤的小姑娘，原来她是在参加一次野外生存训练的时候不慎被蛇咬伤了。同行的小伙伴一心急就用嘴去吸伤口，想把伤口处的血吸出来，却忘记了自己原本的口腔溃疡。到医院后，经过急诊科医生专业的判断，发现是无毒的蛇咬伤，在处理完伤口后，医生告诉同行小伙伴，虽然帮助他人很重要，但是也要注意自身安全。如果这次遇到的是毒蛇，施救者在有口腔溃疡的情况下去吸伤口的血，毒血就会经过破损的口腔溃疡处进入施救者的血液系统，从而使施救者也会感染蛇毒。

99

◎ ━● 认识蛇咬伤

蛇咬伤是指表面皮肤被蛇牙咬入。被无毒蛇咬伤的伤者，仅有被针刺后的感觉，不会出现其他症状及生命危险。被毒蛇咬伤时，毒蛇毒腺所分泌的蛇毒就会经过毒牙注入伤者体内，引起伤者中毒。蛇毒可分为：对神经系统有损害的"神经毒"，对血液、循环系统有损害的"出血毒"及兼有神经毒及出血毒者称为"混合毒"。蛇毒一般在 3～5 分钟内即可被伤者吸收，因此，急救应越早越好。

◎ ━● 表现特点

不同类型的蛇咬伤有不同的表现，因此要密切观察。

神经毒型

见于银环蛇、金环蛇、海蛇咬伤。被这种类型的毒蛇咬伤后，毒素吸收快，但病情发展缓慢，局部症状轻，故易被忽视，一旦出现症状，则病情已较危重。伤口一般表现为局部红肿，流血不多，仅有轻微的刺痛、微痒、麻木。1～3 小时后，可出现全身不适、头晕眼花、恶心呕吐、乏力、走路不稳、视力模糊、眼睑下垂、嗜睡、声音嘶哑、张口，及吞咽困难。严重者可出现全身瘫痪、呼吸困难、发绀、惊厥、昏迷、血压下降、休克。

血液毒型

见于蝰蛇、竹叶青、五步蛇、烙铁头等咬伤。被这种类型的毒蛇咬伤后，伤口表现为红肿严重，并会迅速向肢体上端蔓延，疼痛明显、血流不止，常伴有水疱、淤斑；全身症状伴有恶心呕吐、头晕、腹痛、腹泻，全身广泛出血，如咯血、呕血、鼻血、尿血、便血等，严重者可出现黄疸、少尿、无尿，心律失常，休克等。

混合毒型

见于眼镜蛇、眼镜王蛇、蝮蛇等咬伤，其毒素中含有神经毒和血液毒。被这种类型的毒蛇咬伤后，伤口周围红肿并迅速蔓延，流血不多但很快闭合变黑，伤口周围有血泡。全身中毒症状在 1 ~ 6 小时后出现，常表现为困倦思睡、畏寒、吞咽困难、呕吐、心律失常、言语障碍等，死亡的主要原因为神经毒所致。

◎ ● 处理方法

在不确定蛇本身是否有毒的情况下，应该按照毒蛇咬伤进行处理和密切观察，处理的原则是防止毒素扩散和吸收。

保持冷静

一旦被蛇咬伤，应该保持镇静并静止不动，不要惊慌和奔走，以免加速毒液的扩散，尽量使咬伤部位低于心脏水平位。如果咬人的蛇还在，应仔细确认是被什么蛇咬伤，最好给蛇拍照，以便到达医院后便于医生对症下药。

早期结扎

为阻止毒液的吸收，被咬伤后应立即在咬伤部位近心端5 ~ 10cm处用布条类、手巾或者绷带类进行结扎，以控制毒素的吸收和扩散。结扎以静脉微微凸出为宜，并做好时间标记，每过30分钟应放松1 ~ 2分钟，以免循环受阻而坏死。

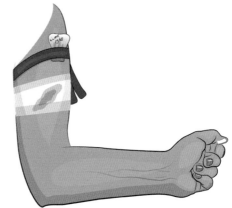

结扎伤口

冲洗并挤压伤口

被咬伤后，应立即用大量清水冲洗伤口，如果有条件的话，可以用肥皂水或者1∶5000的高锰酸钾溶液清洗伤口。如不能及时到医院处理，可用消毒过的小刀以牙痕为中心做"十"字形切开，深至皮下，如果伤口有毒牙残留，应该迅速挑出，并用手从伤口四周向中心挤压，促使毒液从切开的伤口排出体外，挤压的同时仍需要用清水冲洗伤口，冲洗挤压排毒需持续20～30分钟。若用嘴吸吮毒液，吸吮者口腔内必须无口腔病变，无破损，同时吸出的毒液要立即吐掉，吸后要用清水充分漱口。

局部降温

挤压排毒后，可以用冰袋、湿毛巾等物品对伤口部位进行冷敷降温，可缓解疼痛并延缓毒素扩散。

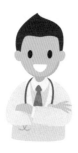

何时需要专业帮助

在紧急处理伤口后，应立即前往医院。

温馨提示

①在野外及夜晚活动的时候，应该穿着长袖衣裤、厚靴，并用厚帆布绑好裤腿，戴好帽子。

②夜间行走的时候，应该手持电筒照明，并用木棍在前方左右击打草丛，将蛇驱赶走，所谓"打草惊蛇"便是如此。

③一旦被蛇咬伤，不可惊慌失措，切勿到处奔跑。

④用嘴吸吮伤口排毒时，应确保吸吮者口腔内、嘴唇无破损。

⑤蛇咬伤者如出现口渴，可给予足量的清水饮用，切不可饮用酒精类饮料。

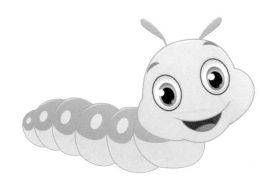

虫咬伤

夏天防虫，大意不得！

急诊室故事

一天傍晚，刘先生急急忙忙地跑进急诊室，伸出手臂询问护士晚上有没有皮肤科。原来，刘先生前几天带着孩子回老家避暑，其中一天睡觉醒来，发现手上和脖子上都出现一些散在性皮疹，局部发痒，有灼烧感，好像被什么东西咬了。由于山里小飞虫比较多，当时并未在意，以为过几天就会好的。谁知症状越来越严重，局部开始出现有脓液的小疱，并慢慢出现溃烂才引起重视。后来，经过医生的处理，刘先生终于痊愈。

◎ ● 认识致病昆虫

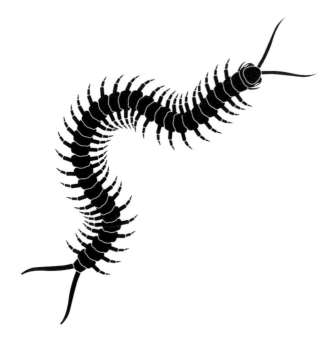

人在旅行或者探险的时候，常会遇到被昆虫咬伤的情况。致病的昆虫的种类很多，常见的有蚊虫、蠓、蝎子、蜈蚣等。蚊虫喜欢围绕着人群叮咬，叮咬后不仅吸血还会将带毒的血液注入人体，蚊虫叮咬还可以传播疾病。蠓是一种常见的小飞虫，肉眼可见，成群成片地朝着人们迎面扑来，扑打也扑打不走，一旦咬伤后，奇痒无比。蜈蚣头部一对毒爪，刺入人体内，释放毒液，会引起局部或全身中毒症状。蝎子是通过尾巴上的毒钩刺入人体，释放毒液，蝎毒为神经毒，毒性比较大，全身症状比较明显。

对人体造成的伤害方式有以下5种方式：

①毒刺伤人。

②虫体携带的毒汁或血液注入人体。

③虫体内释放的毒素。

④虫体的毒毛及毛刺接触人体后引起的皮炎。

⑤虫体寄生于人体引起的变态反应。

一旦被毒虫咬伤后，严重者可危及生命，因此采取有效的急救措施是很必要的。

◎─● 表现特点

虫咬伤多发生在夏秋潮湿季节，因为此时各种虫类活动频繁，皮肤外露的机会比较多，但是有些咬人昆虫不受季节的限制。

☐ 多数虫咬伤会出现皮疹，常见于头、面、手、足等露出部位，皮疹的形态以水肿性丘疹、风团、斑块、淤点或水疱为主，伤处顶端常有虫咬伤的痕迹。

☐ 虫咬伤后，每个人的症状会各不相同，有的出现轻重不同的痒感，有的会出现刺痛、灼烧感、触痛，严重者可引起全身中毒症状，如关节疼痛、皮肤广泛坏死，甚至过敏性休克死亡。皮疹被搔抓破后，还可引发继发感染。

☐ 被蜈蚣咬伤后，会剧痛无比，局部红肿、发麻。严重者可发生局部坏死，全身症状明显，可出现发冷、发热、恶心、头痛、呕吐，甚至昏迷。

☐ 被蝎子咬伤后，局部红肿、剧痛、发麻，甚至失去感觉，伤口周围发黑、起疱，甚至坏死，还可伴有头晕、心慌、等全身症状。严重者可出现抽搐、昏迷。

☐ 若为蜱虫咬伤，可引起叮咬处水肿性红斑、丘疹、小结节等损害，甚至可出现水疱或淤斑，皮疹中央或有咬痕，大部分可发现蜱虫的头部或整个蜱虫滞留于叮咬部位。如不能及时发现处理，可引起局部皮肤感染破溃，重者可引起近位淋巴结炎。自觉症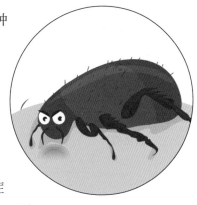状：局部瘙痒、疼痛。全身症状：因蜱咬伤人体后将唾液中神经毒素释放入血液中，引发蜱瘫痪症，即上行性麻痹，最终死于呼吸麻痹。

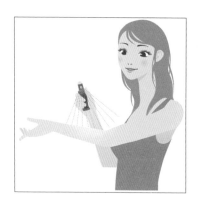

喷洒防虫药物

1 **保持冷静，远离事发地点。**山间、草地行走时，应扎紧裤管或外涂防虫药物。一旦被咬伤，在不明确是何种毒虫时，应该保持冷静，远离事发地点，避免再次咬伤。

2 **早期冲洗伤口。**被咬伤后，应尽早对伤口进行冲洗，一般可选用清水冲洗，蜈蚣咬伤和蝎子咬伤可选用肥皂水等碱性液体冲洗或涂抹伤口。

3 **伤口处理。**局部红肿丘疹处，可用风油精、清凉油等外涂。切不可搔破，处理不当易并发感染。

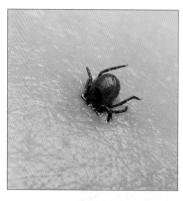

蜱虫叮咬

4 **局部降温。**若咬伤处红肿严重、疼痛无比时，可采取局部冰敷，缓解疼痛、延缓毒素扩散。

5 **当发现被蜱虫叮咬，蜱虫滞留于皮肤时，切忌不可强行拔除蜱虫，更不能将蜱虫捏碎。**最简单的方法，是在其叮咬部位厚涂凡士林或其他油腻性物质，使蜱因窒息而后退或使其死亡，再用镊子轻夹其叮咬处，向上轻拉。待蜱虫去除后，给予局部伤口消毒处理。

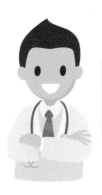

何时需要专业帮助

若被叮咬后，出现头晕、恶心等全身症状，应立即前往医院。

温馨提示

①户外活动时，一定要做好防护，尽量穿长袖衣裤，避免虫咬伤，可随身携带各类驱蚊药。

②在野外游玩时，不要随意在水沟、浅水中玩，不要玩蜈蚣、蝎子等有毒昆虫。

③衣服、毛毯等物品尽量不要晒在室外，尤其不能晒在树底下。室内应保持干净、干燥、清洁。若衣服、鞋子等放置在潮湿的地方，在穿着前一定要充分抖动。

④咬伤后的病人可多喝水，以利于人体内的毒液尽早排出。

⑤虫咬伤后伤口不可随意挠抓，避免皮肤破损后继发感染。

⑥夏季昆虫叮咬，一般不会致导致严重后果，但对于高血压、糖尿病病人，其本身有血管病变，特别是糖尿病病人免疫力下降，下肢存在神经性病变，若在虫咬后抓破伤口，极易造成蜂窝组织感染。如果认为早期的红肿、发热、疾痛只是虫咬所致，不及时诊治，感染会迅速蔓延，引起全身中毒症状，造成大片皮肤坏死，甚至有截肢的可能。

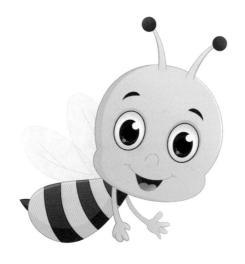

蜂蜇伤

有蜂出没，不得不防！

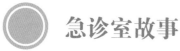

急诊室故事

春日阳光明媚、百花齐放，各大公园踏青的小朋友越来越多。这天，急诊室来了一位年轻的宝妈，来的时候上吐下泻，诉感胸闷，且近期饮食方面并无特殊状况。经过医生体格检查时发现，宝妈的右手臂上有散在水疱，局部有点红肿。经询问得知，宝妈前一天带着小宝去了公园，小宝在追逐蝴蝶时不慎捅到了蜂巢。宝妈在保护小宝的时候被蜇了，当时并未在意，回到家感到局部疼痛，便自己擦了点碘酒。至此，医生终于找到了发病的根源。经过对症治疗，宝妈终于痊愈出院。同时，医生告诫宝妈，下次遇到这种情况，一定要及时前往医院治疗，切不可随意用药。

◎—●认识蜂蜇伤

常见的蜂类，在出于防卫考虑时会对人发起攻击。蜜蜂的刺只能用一次，由于失去刺针，蜜蜂身体的内部受到了严重的伤害，不久就会死去；黄蜂的刺则可以连续蜇人。但是，无论是蜜蜂还是黄蜂，其刺都是有毒的，刺针会向人体内释放大量毒汁。蜂类毒液中主要含有蚁酸、神经毒素和组胺等成分，可抑制中枢神经或引起溶血、出血等反应，还可以使部分蜇伤者发生过敏反应，因此，一旦被蜇伤后应该立即处理。

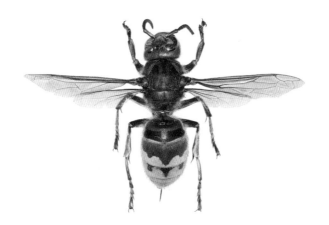

大黄蜂

◎—●表现特点

被蜂蜇伤后，以蜇咬口为中心可见大片极为显著的发红、肿胀，并有疼痛感，轻者数小时后可自行消退。少数蜇伤处可出现水疱，并伴有全身中毒症状，伤者在短时间内可出现发热、头晕、头痛、恶心、呕吐、腹泻、呼吸困难、面色苍白，严重者可出现溶血、出血、烦躁不安、肌肉痉挛、抽搐、昏迷和急性肾衰竭等情况。

109

1　迅速离开被蜇伤的地方。如果被蜇伤的地方在蜂巢附近，就有被继续蜇伤的危险，因此要躲避。

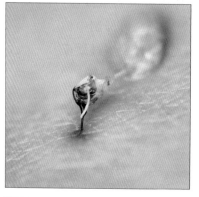

2　用镊子清除毒针或毒毛。仔细检查伤口，如果有刺留在伤口处，则应用镊子捏紧毒刺拔出或用火罐或者吸引器吸出，切不可直接用手指捏拿，因为刺上的毒液有可能进入皮肤更深处。切忌用手抓挠蜇伤部位。

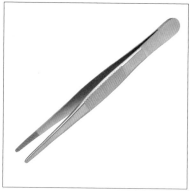

用镊子拔出蜂刺

3　伤口处理。不同的蜂类蜇伤，处理方法也不一样。在不明确是什么蜂类蜇伤时，可以用大量清水冲洗伤口。若明确是蜜蜂蜇伤，由于蜜蜂的毒液呈酸性，所以可用肥皂水、小苏打水等碱性溶液冲洗伤口；若明确是黄蜂蜇伤，因其毒液呈碱性，所以可用食醋等弱酸性液体洗涤外敷。

4　局部用药。局部可以用冰袋、湿毛巾等物品对伤口部位进行冷敷降温，可缓解疼痛。若有条件的话，可外敷蛇药，也可以局部涂抹地塞米松霜抗过敏，并及时前往医院。

危急时刻，如何急救？——家庭急救手册

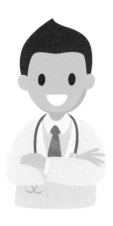

何时需要专业帮助

蜂蜇伤严重者可出现全身性过敏反应，出现疼痛和肿胀加剧、头晕、头痛、感觉口渴、呼吸困难时，应立即前往医院，尤其是过敏体质的伤者。

温馨提示

①野外登山郊游时，尽量穿长袖长裤，如发现蜂巢，应尽量绕行。

②若有蜜蜂在身旁飞绕，应该保持镇静，站立不动，一般蜜蜂过一会儿会自行飞走，如果拍打、驱赶，反而会引发其攻击。

③当遭到蜂群攻击时，应保护头部，用衣服将头面部遮严，并迅速撤离。

④被蜇伤后，不要挤压伤口，以免毒液扩散。

⑤化妆品内含的化学合成物质和气味往往模仿天然花香，容易招蜂。出行前不要饮酒，不要在空旷地方摆放没有掩盖的糖类食物及饮品，以免马蜂集结。

111

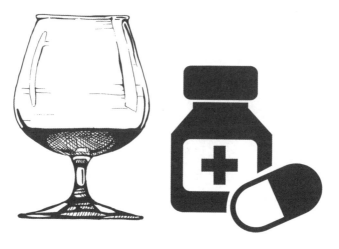

当酒精遇上抗生素

是完美结合还是死亡邂逅？

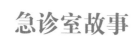

急诊室故事

凌晨一点，在家人陪同下，张先生面容痛苦、跌跌撞撞地走进急诊室。急诊护士看到立刻上前搀扶，将病人安置在病床上。经测量，病人的血压、体温及氧饱和度均显著低于正常值。护士立刻通知医生对其进行抢救。家属告诉护士，在两小时前，病人自觉有嗓子疼等感冒症状就服用了头孢，吃完药后不但没有好转，反而更加严重，并感到头晕得厉害，连呼吸都觉得有些困难。主诉既往并没有对药物或食物的过敏史。经抢救后，张先生渐渐好转，他告诉医生，晚饭后一个人在家偷偷喝了点白酒。经过一系列评估检查后，张先生被确诊为双硫仑样反应，就是喝酒后又服用了头孢类药物引起的相应症状。万幸张先生来医院就诊及时，经治疗后第二天就完全恢复出院了。

◎ ● 认识双硫仑样反应

双硫仑是一种戒酒药物。它本来对人体不会产生任何作用，但是当服用它后再喝酒，就会使人面部潮红、头痛、眩晕、呕吐、心跳加快、呼吸困难等，感觉非常难受，继而让嗜酒者对酒产生厌恶和害怕的情绪，最终达到戒酒的目的。然而，一些药物也可以使人出现类似的症状，在临床上被称为双硫仑样反应。不同的是，双硫仑是要在医生的指导下服用，剂量受到控制，一般很难危及生命，而双硫仑样反应则通常是因为人们在服用头孢类药物后，饮用了含有酒精的饮品（或接触酒精），从而导致体内乙醛蓄积的中毒反应，危险性很大，严重者可危及生命。

◎ ● 表现特点

发生双硫仑样反应，病人颜面部及全身皮肤潮红，口干舌燥，头晕头痛，胸闷心慌，恶心呕吐、腹痛腹泻、言语混乱、视物模糊、步态不稳、狂躁、谵妄、意识障碍，咽喉有刺痛或震颤感，口中会有大蒜气味，还可出现血压下降、惊慌恐惧或濒死感、四肢麻木、大小便失禁，严重者会出现休克，甚至死亡。

服用有双硫仑样反应的药物后饮酒，最早可在5分钟内出现症状，多在30分钟内，少数在1小时内，极少数在1小时后才出现双硫仑样反应。反应常持续2小时后逐渐缓解，重者可持续24小时或数天才能完全缓解。

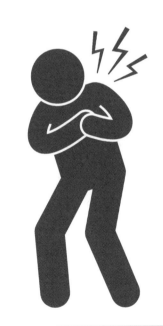

◎ ● 处理方法

☐ 立即停止饮酒和吃药。

☐ 卧床休息。

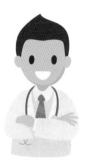

何时需要专业帮助

如病人症状严重、长时间未恢复或者症状进行性加重，应尽早去医院救治。

"

温馨提示

①酒后不吃药，药后不喝酒，尤其是头孢类药物。

②在服用易产生双硫仑样反应的药物之前、期间以及停药后7天内避免接触含有乙醇的制品，包括饮用各种酒类及含乙醇的饮料，服用以乙醇为溶剂的药物或使用酒精擦浴等，尤其对于老年人及心血管疾病病人更应注意。小儿应该适当延长至2～3周。

③所有药物都应单独服用，尤其是治疗不同疾病的药物，间隔时间应该在30分钟以上。这样可以避免一些不必要的化学反应出现，避免产生副作用和并发症。多种药物同时服用之前，需要咨询药师。

④服药时，白开水是最佳的选择，不应选择其他的饮品，特别是酒精类饮品，如香槟酒、啤酒、葡萄酒、红酒、黄酒及白酒等。同时，也要避免食用含酒精类的食物，如米酒、啤酒鸭、酒心巧克力、发酵的食醋、豆腐乳等，还需注意含酒精的药物，如藿香正气水，养阴清肺糖浆等。

⑤需在医生或者药物说明书指导下正确使用药物。

"

溺水

我们到底该怎么救！

急诊室故事

夏天的一个晚上，一位妈妈带着女儿到急诊室看病，孩子活泼可爱，精神很好，自己也说没什么不舒服，预检护士很疑惑，这孩子到底是来看什么病的？

这时候妈妈跟护士说起事情的经过。原来当天下午，妈妈带着女儿到游泳池浅水区游泳，她在岸上看着女儿在水里嬉戏玩耍时，突然发现自家孩子直直地站在水里，头在水面上，眼睛睁开着，叫她却没反应。妈妈吓坏了，穿着衣服游到孩子旁边把孩子抱起来。这时，孩子猛地吐了一大口水，哇的一声哭了起来。原来，孩子溺水了。幸好妈妈发现的及时，没有酿成大祸。尽管后来孩子没什么不舒服，妈妈仍觉得不放心，这才送女儿到医院进行检查。听了妈妈的讲述，医生让小女孩留院观察两天后才让其出院。

◎—● 认识溺水

溺水又称淹溺，是指人淹没于水或其他液体介质中，液体进入呼吸道和肺部而导致窒息、缺氧，继而呼吸停止和/或心跳停止的临床急症。其特点是发生突然，抢救困难，病死率高，但可以预防。常见于游泳、潜水、突发意外及自杀等情况下发生。

◎—● 表现特点

如何辨别溺水者？

溺水者一般会有如下表现：

□ 头被浸没于水下，嘴露出水面。

□ 头向后倾，嘴巴张开。

□ 双眼无神，无法聚焦。

□ 紧闭双眼。

□ 头发盖住前额或眼睛。

□ 看似直立于水中，腿无法运动。

□ 呼吸急促或痉挛。

□ 试图游向某个方向，却无任何前进。

□ 试图反转身体。

□ 做出类似爬梯子的动作。

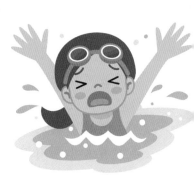

尤其要关注儿童溺水。当儿童发生溺水时，很多时候都是安静地站在水里死去的，没有电视上所看到的夸张的挣扎和大喊大叫，也不是平躺着浮在水面上。孩子在水中通常直立，不会有影视剧中的踢腿蹬脚等动作。直立姿势孩子只能挣扎20～30秒，之后就会沉下去，所以，家长最多只有30秒的施救时间。

淹溺者因个体差异、溺水时间的长短、吸水量的多少、器官损伤程度等不同因素影响，其表现有较大差异。

溺水者的口腔和鼻腔内，通常会充满泡沫和泥污，皮肤发绀、眼睛充血、神志异常，可出现烦躁、抽搐、昏迷等不同表现，呼吸停止或急促，心律失常或心跳停止，腹部会因大量进水而隆起，四肢湿冷。部分因跳水或高处跌落而引发的溺水者，还可能合并头部或颈椎损伤。

◎—● 处理方法

溺水者自救

□不会游泳而意外落水后，千万不要惊慌失措、拼命挣扎，会导致体力消耗过快、身体加速下沉。落水后应立刻屏住呼吸，蹬掉鞋子，放松肢体，身体会自动浮出水面，用口鼻呼吸，不要胡乱挣扎以免失去平衡。当有人施救时，不要惊慌失措去抓抱施救者身体，一定要听从施救者指挥，以免连累施救者。

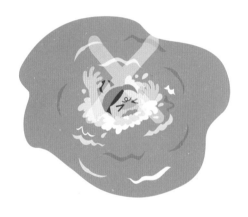

□会游泳的人发生溺水，多因肌肉抽筋引起。当在水中出现小腿肌肉突发痉挛性疼痛时，应立刻改为仰泳位，单手抓住患侧大拇脚趾向头部方向牵拉并按捏腿肚子，待缓解后，游向岸边或放松在原地等待救援。

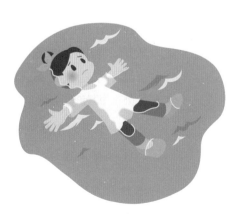

溺水后，切忌胡乱挣扎

施救溺水者

□如发现溺水者，应尽快将其救出水面。如施救者不懂得水中施救方法或不了解现场水情，不可轻易下水。建议充分利用现场器材，如把救生圈、木板、竹竿、绳子等抛给溺水者，再将其拖至岸边。如果不得不下水营救，可借助于浮力救援设备或船只接近溺水者。

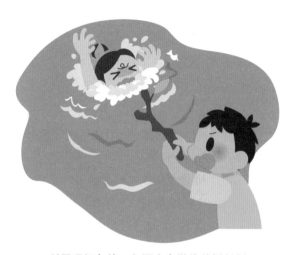

利用现场条件，向溺水者抛施救援材料

□在积极施救的同时，还要大声呼唤外援，争取救助时机。

□若没有救护材料，游泳技术过硬的施救者可以绕到溺水者背面救护，采取侧泳或仰泳拖运，并要尽力保持对方背向自己。两人一同下水施救比单人施救更安全。但须提醒的是，除专职救生人员外，即使会游泳的人一般也不要徒手接近溺水者。

□将溺水者救出后处理

①确保周围环境安全。

②检查病人反应，轻拍病人肩膀，大声呼叫溺水者。

③如溺水者没有反应，应大声呼唤外援或请旁人拨打急救电话。

④为溺水者开放气道，检查有无生命迹象。没有反应者需首先给予5次通气，每次吹气1秒左右，并能看到胸廓有效的起伏运动。

⑤心肺复苏，将溺水者置于硬平面上，在其胸部中央，胸骨下半部（相当于两乳连线中点）位置进行胸外按压。按压要有节奏，按压频率要求每分钟100～120次，要用力按压，成人要求按压的深度为5～6厘米，儿童和婴儿按压深度为胸廓厚的1/3，儿童大约5厘米，婴儿大约4厘米，胸外按压30次，然后打开气道，进行人工呼吸2次。

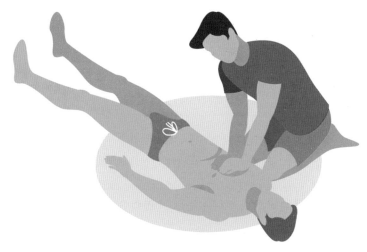

心脏骤停者立即实施心肺复苏

⑥急救人员赶到或自动体外除颤器（AED）到达以后，救援人员应马上将AED开机，并迅速擦干溺水者身上的水（水会导电，电流将不穿过病人身体而是穿过水，导致电击有效性下降），在贴放电极片的时候不要中断胸部按压。

如果现场施救人员充足，一旦水中施救者上岸后应让他（们）休息，因为他（们）很可能已经疲劳，让他（们）再做心肺复苏则质量很可能大打折扣。同时，应注意为溺水者保暖。

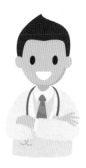

何时需要专业帮助

在专业急救人员赶来之前，溺水者即使已经清醒，仍需送往医院进行进一步观察，防止病情加重。

"

温馨提示

①溺水人员被抢救上岸后没有必要第一时间实施"控水"这一环节，所谓控水即清除溺水者呼吸道及胃内误吸入积水，尽管目前国内民间现场抢救溺水病人仍然沿用过去的做法进行控水，但是国内已经有很多专家倾向于认为急救过程中只需要争分夺秒清理口、鼻腔内的水和污物，及时开放气道，即可有效地进行人工呼吸，而无需控水。实施控水反而耽误宝贵的抢救时间，增加胃内容物误吸的风险，有些在控水过程中还增加了意外伤害。

②溺水防治重在预防、教育和培训，向大众宣传水上安全的重要性，并对淹溺频发区域内民众展开水上安全教育。

③为成功救起淹溺病人，救援人员可采用以下指导法则。

伸——救援人员站在岸上或船上，伸出棍、棒或者划桨将淹溺者拖离水面。

扔——若伸不可行，可采用扔的办法。向淹溺者扔出救生用具或是绳子。

拖——淹溺者一旦抓住绳子，迅速将其拖至安全区域。

"

划——如果必须下水，救援者需戴上个人漂浮设备，且优先考虑划船或冲浪板靠近淹溺者。

事实上，游泳救援并不积极推荐，除非救援者受过专业训练，自身游泳和救援能力强，能够承受淹溺者由于惊恐做出的暴力动作，否则可能造成双双溺毙的更严重后果。许多好心的现场救援人员，把自身安危置之度外，最终成为了淹溺的受害者。

④关注儿童安全。

　　a.给宝宝洗澡时，绝不可将其单独留在浴盆中。若有急事须处理，应将宝宝擦干身体后抱出浴盆，用浴巾包裹好，也可请家中的其他成人代为照顾宝宝。

　　b.卫生间应避免使用太滑的瓷砖，可在地面铺上防滑垫，防止宝宝跌进有水的浴盆或马桶。

　　c.家长带孩子的时候不要玩手机，视线不要离开孩子，时刻留意孩子的动向。

　　d.勿将孩子单独留在水池边，别让孩子靠近河、湖、水库等水域，教育孩子不要到户外游泳。

　　e.泳池或水池边应设置围栏，水池边应放置救生设备和电话。

　　f.年满2周岁的儿童可参加游泳课；在儿童游泳结束离开水池后，确保儿童不会再回到泳池边。

　　g.儿童的家长应掌握心肺复苏术等急救技能。

　　h.加强对学生的教育。游泳初学者不要到深水区游泳。

⑤发现有人溺水时，不要贸然施救，应向四周大声呼救，请求专业人士进行救助；也可用投木板、救生圈、长杆、绳子等方式，让落水者攀扶，增加救援时间。

121

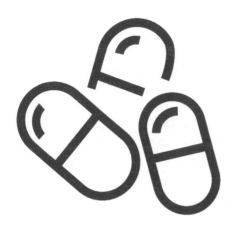

安眠药中毒

安眠药并非安睡到底

急诊室故事

一天中午，急诊室接收了被救护车送来的王大伯。王大伯当时已经意识不清，医生马上对其进行抢救，后经过检查，考虑王大伯是安眠药中毒。家属经过医生提醒，随后将家中剩下的半瓶安眠药拿过来一看，才发现王大伯已经将剩下的半瓶药全部吃完。原来事发当晚，在吃了一颗安眠药后，王大伯仍然烦躁不安，翻来覆去不能入睡，他就偷偷把平时医院配来的安眠药都拿了出来，一口气吃了半瓶，随即立刻倒下"呼呼大睡"。第二天早上，王大伯并未按时起床，家人还以为他在睡懒觉，也并未在意。直到中午时分，家人再次呼喊，却发现他仍然安睡，怎么叫都叫不醒，才感觉不对劲，立马拨打了急救电话。经过抢救后，王大伯终于脱离危险。

◎—● 认识安眠药

安眠药具有抑制中枢神经系统的作用，能诱导睡意、促使睡眠，常在需要镇静、催眠的情况下使用。少量服用可帮助睡眠，但过量服用就会引发全身麻醉，导致昏睡不醒、血压偏低等中毒现象，有时甚至会直接导致死亡。长期服用安眠药可能会使记忆力逐渐下降，反应迟钝。因此，长期服用安眠药的病人应该谨遵医嘱服药，不可多吃，避免发生药物中毒。

◎—● 表现特点

病人中毒症状的轻重，取决于进入身体的药物种类、途径、剂量、作用长短、发现时间的早晚和病人的身体状况。根据中毒的不同程度有着不同的表现：

轻度中毒

出现头晕、嗜睡、反应迟钝、言语不清、心跳加快，、呼之能应、呼吸规则，体温、脉搏、呼吸、血压正常。

中度中毒

进入深睡或昏迷状态，对针刺可有反应，但不能被唤醒。呼吸浅、心跳减慢，尚有规律，血压仍正常。

重度中毒

进入深昏迷，对外界事物和强烈刺激无反应，四肢冰冷，面色苍白，呼吸浅慢不规则，脉搏细速，血压下降。严重者可发生休克。

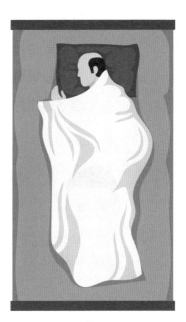

嗜睡

123

◎—●处理方法

☐ 终止接触安眠药，中毒者若神志清楚，可先让其多喝水，然后再用手指刺激咽喉部，使其呕吐。

☐ 若中毒者神志不清，可让中毒者平卧或侧卧，注意保持呼吸道通畅，让病人头偏向一侧，头部充分后仰，以防舌后坠造成窒息，并注意保持温暖、安静，减少刺激。

☐ 若中毒者发生抽搐，注意及时清除口腔分泌物，防止误吸。

☐ 搜集可疑的药物、药瓶及呕吐物，并随同病人一起送往医院，协助医生诊断。

☐ 立即拨打急救电话，尽快送医院治疗。

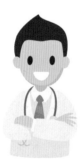

何时需要专业帮助

一旦怀疑安眠药中毒，应立即送医院处理。

温馨提示

①可采取上锁等措施加强安眠药的管理。贮存时应放于儿童不易触及的位置。

②服药期间不宜饮酒。酒精有激发安眠药中毒的可能，酒后服用安眠药，使人反应迟钝、昏睡，甚至昏迷不醒。治疗期间如果需要服用其他药物，应告知医师正在服用安眠药的品种及剂量。

③服用安眠药物后，常见药效残留，会引起反应力、注意力的下降，因此，服药期间不宜从事驾驶车辆、高空作业等工作。

④安眠药常见的不良反应，包括嗜睡、头晕、平衡能力下降等。因此，老年病人服药期间应小心活动，避免摔伤。

⑤服药期间不可自行增加剂量，应该遵循医生的处方。

⑥养成良好的生活习惯，保持睡眠环境黑暗、安静、舒适，睡眠时间避免酒精、尼古丁接触，定期锻炼，有助于睡眠。

⑦有自杀倾向的病人，家属应该24小时陪伴，加强安眠药的管理，每次服药应确保病人把药吞下去。

CO

一氧化碳中毒

樱桃红，毒玫瑰

急诊室故事

冬日的凌晨四点，城市一片寂静，急救车急促的警铃声打破了此时的宁静。救护车"飞奔"到急诊室门口，值班护士赶紧迎了过去，原来是一位70岁的老奶奶，突发意识不清。医护人员发现老奶奶口唇和皮肤呈现特殊的樱桃红，经过仔细评估和检查，考虑是一氧化碳中毒。原来，老奶奶喜欢烤火，晚上准备睡觉的时候发现烤火炉里还剩一点炭火，觉得扔了太浪费，就把烤火炉放在房间，并把门窗关紧，没想到就是这小小火炉惹了大祸。所幸发现及时，经过抢救老奶奶终于脱离危险。医生告诫家属，以后万不可将火炉放入门窗紧闭的房间里，炭火没有完全燃烧，释放的一氧化碳会引起中毒反应。

◎─● 认识一氧化碳

一氧化碳是一种无色无味的气体，不易察觉，是含碳物质燃烧不完全时的产物。血液中血红蛋白与一氧化碳的结合能力比与氧气的结合能力要强200多倍。所以，人一旦吸入一氧化碳，氧气便失去了与血红蛋白结合的机会。一氧化碳与血红蛋白结合后，形成碳氧血红蛋白，使血红蛋白丧失携氧的能力和作用，造成组织窒息。一氧化碳对全身的组织细胞均有毒性作用，尤其对大脑皮质的影响最为严重。

红细胞与一氧化碳结合后，不能携带氧分子，引起缺氧

◎─● 表现特点

急性一氧化碳中毒症状的轻重与空气中一氧化碳浓度、接触时间长短、是否伴有其他有毒气体、病人的健康情况有关，通常分为三度：

轻度中毒：是中毒的早期症状，可出现头晕、头痛、恶心、呕吐、心悸、乏力、嗜睡。如此时能及时脱离中毒环境，吸入新鲜的空气，症状可迅速消失，一般不留后遗症。

中度中毒：中毒时间稍长，除上述症状加重外，颜面潮红、口唇呈樱桃红色、脉快多汗、步态蹒跚、嗜睡，甚至昏迷。此时如能及时抢救，可迅速清醒，数天内完全恢复，一般无后遗症。

重度中毒：中毒者可出现深昏迷，各种神经反射减弱或消失，肌张力增高，大小便失禁，可发生脑水肿、肺水肿、休克、应激性溃疡、大脑局灶性损害。此时即便抢救挽回生命，因缺氧时间过长，将会留下不同程度的后遗症。一般昏迷时间越长，预后越差，常留有痴呆、记忆力和理解力减退、肢体瘫痪等后遗症。

◎—● 处理方法

□ 立即打开门窗通风，迅速将中毒者转移至新鲜空气流通处，平卧休息，保持安静并注意保暖。

□ 及时松开病人衣领，以保持呼吸道通畅，对神志不清者应该将头部偏向一侧，以防止呕吐物吸入呼吸道引起窒息。

□ 对于有昏迷或者抽搐者，可在头部放置冰袋，以减轻脑水肿。

□ 对于心脏、呼吸骤停的病人，要及时进行心肺复苏。

□ 拨打急救电话，及时将病人送往有高压氧条件的医院。

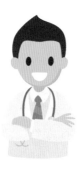

何时需要专业帮助

一旦发现有人一氧化碳中毒，应立即送往医院。

温馨提示

①检查煤气有无泄漏，安装是否合理，燃气灶具有无故障，使用方法是否正确。

②燃气热水器应该与浴池分室而建，并经常检查煤气与热水器连接管线的完好；冬天沐浴时浴室门窗不要紧闭，时间不要过长。

③不可在密闭的空间里烤火取暖。

④开车时，不要让发动机长时间空转；车在停驶时，不要过久地开放空调机；即使是在行驶中，也应经常打开车窗，让车内外空气产生对流；感觉不适即停车休息；驾驶或乘坐空调车如感到头晕、发沉、四肢无力时，应及时开窗呼吸新鲜空气。

⑤如进入室内后感觉有煤气味，应该迅速打开门窗，并检查有无煤气泄漏，切勿点火、开灯，也不要打手机。

⑥注意定期检查煤气的橡胶管是否松动、老化、破损、被虫咬。

⑦有条件者应该在可能产生一氧化碳的地方安装一氧化碳报警器。

Cl₂

氯气中毒

当洁厕灵与 84 消毒液相遇

急诊室故事

王老师是一名中学化学老师，平时喜欢在家做实验。这天，他拿了 84 消毒液和洁厕灵做实验，在没做防护措施的情况下，将两种液体混在一起。液体一经混合，便产生大量白色泡沫，王老师闻到了一股强烈的刺激性气味，顿感浑身无力、胸闷不已，于是立即拨打了急救电话。到达急诊室时，王老师呼吸急促，口唇发绀，并主诉有胸闷、呼吸费力、咳痰带血，身上的衣物还沾有黄绿色的物体，隐约还带有刺激性味道。护士立即将他带入抢救室给予高流量吸氧、心电监护，并为他更换掉受污染的衣裤。医生经过询问，考虑王老师是氯气中毒了。尽管王老师接触氯气时间不长，但由于吸入较多，对上呼吸道黏膜及肺部产生了伤害。最后，王老师在监护室里住了一段时间才康复出院。

◎—●认识氯气中毒

本案例中的 84 消毒液的主要成分是次氯酸钠，呈碱性；而洁厕灵一类的清洁剂，大多是酸性的。两者混合在一起，就会发生剧烈反应，产生大量白色泡沫与刺激性非常强的氯气。

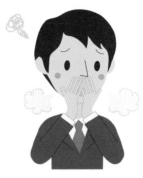

氯气损伤肺部，引起
呼吸困难和呼吸衰竭

氯气中毒是短期内吸入较大量氯气所致的，以急性呼吸系统损害为主的全身性疾病。氯气是黄绿色的刺激性有毒气体，它主要通过呼吸道侵入人体并溶解在黏膜所含的水分里，引起呼吸道的严重损伤，对眼睛黏膜和皮肤有高度刺激性。

◎—●表现特点

轻度中毒：有咳嗽、咯少量痰、胸闷等症状，经休息和治疗，症状可于 1～2 天内消失。

中度中毒：有胸闷、呼吸困难、阵发性呛咳、咯痰等症状，有时咯粉红色泡沫痰或痰中带血，伴有头痛、乏力及恶心、食欲不振、腹痛、腹胀等胃肠道反应。上述症状经休息和治疗 2～10 天逐渐减轻而消退。

重度中毒：吸入高浓度氯气数分钟至数小时，会出现肺水肿，可咯出大量白色或粉红色泡沫痰，呼吸困难、胸部紧束感，明显发绀，两肺有弥漫性湿性啰音；会因喉头、支气管痉挛或水肿造成严重窒息；更甚者出现休克及中、重度昏迷或因反射性呼吸中枢抑制或心搏骤停所致猝死等；会出现严重并发症如气胸、纵隔气肿等。

◎━━● 处理方法

☐ 立即将病人撤离现场，送至空气新鲜处。

☐ 如眼部或皮肤污染，应立即用清水或生理盐水彻底冲洗，更换掉污染的衣裤。

☐ 如果家中有氧气，给予高流量吸氧。

☐ 拨打急救电话，及时送医院治疗。

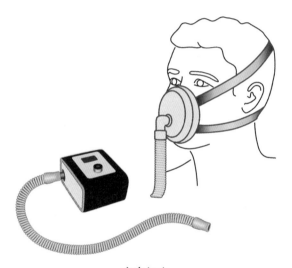

家庭氧疗

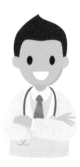

何时需要专业帮助

氯气中毒者，如出现胸闷、呼吸困难，需立即拨打急救电话送医院救治。

温馨提示

①在生活中，洁厕灵主要用于清洁便池、马桶等陶瓷洁具。而84消毒液则用于织物、一般物体表面和公共场所环境的消毒。在清洁马桶时，洁厕灵与84消毒液的用量并不多，所产生的氯气浓度也并不会很高，一般不会危及生命。但如果在一个密闭的环境内，并且用量较多，那混合所产生的氯气浓度就会较高，一旦误吸则非常危险。因此，如果不慎将两种物品混合使用并吸入了氯气，应立即开窗通风或移动到空气流通处。一般像咳嗽、呼吸困难等症状消失后，就没有大问题了。但是，如果出现肺水肿、呕吐等症状时，则一定要到医院及时就医。

②氯气是很重要的工业原料，很多化学物质成分中均含有氯，如饮用水消毒常用的消毒剂、某些药物、化学纤维或塑料等都需要氯做原料。吸入过量氯气会引起呼吸道损伤，严重时会引起急性肺水肿，抢救不当可能会造成窒息死亡。但氯气的危害也是可以预防的。

    a. 加强安全教育，健全操作规程，定期检查生产设备，防止跑、冒、滴、漏，加强通风。

    b. 更应注意运输过程中的安全和个人防护等。

    c. 对相关从业人员，应把好就业前的体检关，凡有气管和心肺疾病者不宜从事此类作业。

133

N$_2$O

笑气中毒

让你再也笑不出来的气体

急诊室故事

随着清晨第一缕阳光的到来，急救车送来一位20来岁的年轻病人。病人在国外留学的时候，曾在上课途中突然晕倒，数分钟后自行恢复，并能回忆起晕倒时的部分场景。近期出现手脚麻木，心情烦躁难以入睡，偶尔还会出现幻觉，但一直以来并没有引起重视，以为是学习压力太大，直到出现不能行走、不能书写才重视起来。医生经过对其详细体格检查后，仍然无法确定病因。再次仔细询问后，病人才吞吞吐吐地告知，其在国外上学期间，为了缓解压力曾吸食笑气，刚开始只是觉得好玩，追求欣快感，后来便如同上瘾一般，每天都要吸食笑气。找到病因后，病人经过治疗，终于好转出院。然而，什么是笑气呢？它能有如此大的危害吗？

◎─●认识笑气

一氧化二氮亦称笑气，是一种无色、有甜味的气体，具有轻微麻醉作用，能使人感到轻松、快乐、发笑，甚至产生幻觉。笑气对呼吸道并无刺激，在血液中也不与血红蛋白结合，仅以物理形态溶解于血液中。吸入笑气后，能使病人丧失痛觉，但仍然可以保持意识，还可以避免全身麻醉并发症，且吸入体内后只需要30～40秒即产生镇痛作用，镇痛作用强而麻醉作用弱，手术后恢复快，无蓄积作用；因此，笑气在临床上常被用作吸入性麻醉药。但是，长期吸食笑气，不但将引起维生素B_{12}缺乏，出现巨幼细胞性贫血，还可以导致神经系统广泛损害，出现周围神经病等临床表现。严重者可以导致低血压、肺损伤，甚至因缺氧而窒息死亡。

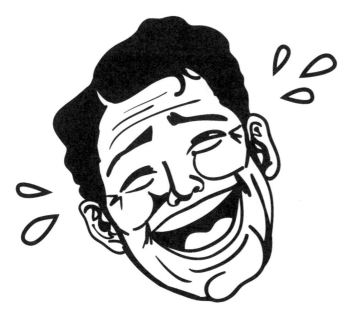

笑气能使人轻松、快乐和发笑

◎—●认识笑气

神经病变：长期滥用笑气的典型临床表现为手脚感觉异常、记忆力下降、黑蒙、双下肢乏力、双足麻木，甚至出现站立不能，双上肢活动不灵活、不能书写，双手和胸部麻木。

精神障碍：长期滥用笑气还可出现易激惹、抑郁、幻觉、精神错乱等精神方面的症状。

营养障碍：长期滥用笑气会破坏体内的维生素，导致维生素B_{12}的流失，可导致巨幼红细胞增多、贫血，还会抑制骨髓发育。

窒息：大量滥用笑气，会与氧气争夺肺部空间，造成大脑供氧不足，在引发短暂欣快感和幻觉的同时，增加窒息或心脏病的风险。

冻伤：把液化笑气注入气球，使其从液体迅速变成气体，这个过程会大量吸收环境中的热量，极易造成冻伤。

◎—●处理方法

□笑气中毒最佳的治疗方法就是停止接触笑气。

□迅速脱离现场至空气新鲜处。

□保持呼吸道通畅，有条件者可给予氧气吸入。

□如呼吸停止，立即进行人工呼吸。

□转运途中注意保暖。

□对于长期滥用笑气出现全身症状者，应该及时送往医院进一步治疗。

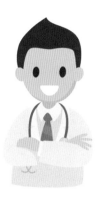

何时需要专业帮助

当将中毒者转移到通风处后，若症状仍没有缓解，应立即送往医院。若出现精神和神经系统的症状，应该立即送往医院。

> ## 温馨提示
>
> ① 政府部门应加强对笑气的管理，加强宣传，使青少年正确认识到滥用笑气的危害。
>
> ② 长期滥用笑气不仅会上瘾，还会对身体造成很大的危害。
>
> ③ 尽量少去人群复杂的场所，坚决拒绝陌生人和同伴的引诱。
>
> ④ 在学习上、生活上遇到困难时，要保持良好的心态，积极寻找正确的途径解决。
>
> ⑤ 无论距离远近，家长都要与校方和孩子保持密切的联系，关心孩子的生活状态。

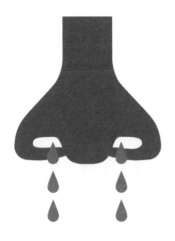

鼻出血
仰头真的能止血吗?

急诊室故事

"医生,医生,快救命!这鼻血一直流不停,怎么都止不住!"一个年轻的小伙子拿着一团纸巾堵在鼻孔,头向后仰着,匆匆跑进急诊室。"流了好多血,吓死人了,医生,快救救我!"急诊护士拿着纱布对他说:"别紧张,先坐下来,头稍向前倾,用纱布捏住鼻孔两侧的鼻翼,等十分钟。"小伙子在护士安慰下平静了下来,坐了十来分钟,果然鼻血就止住了。

● 认识鼻出血

鼻出血，医学上称之为鼻衄，通常是指因鼻腔、鼻窦或鼻咽部的血管破裂而致的出血。发生于各种年龄，不同时间和季节，是一种很常见的症状。可由鼻部疾病引起，也可由全身疾病所致。

● 表现特点

轻者为鼻涕中带血或点状滴血；重者为大量出血不易控制，可引起失血性休克。反复鼻出血可引起贫血。鼻出血多为单侧，少数情况可出现双侧。

● 处理方法

指压止血法

适用于鼻腔前部的出血，尤其是儿童和青少年。方法：病人取坐位，头部略前倾，用手指按压出血侧鼻翼或捏紧双侧鼻翼 10 ～ 15 分钟，同时令病人吐出口内血液，避免误咽。指压期间也可在病人的前额、后颈用冷毛巾、冷水袋或冰袋冷敷，以促进血管收缩，减轻鼻出血。如果出血量多或怀疑病人出现休克时（如病人出现面色苍白、四肢发凉、脉搏加快、呼吸急促等），

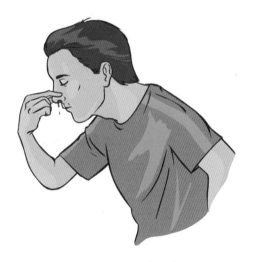

正确的方法——指压止血

可去除枕头，采取平卧位或平卧头低位，并立即呼叫120，尽快把病人送往医院。

鼻腔填塞止血法

当病人鼻出血较多，在准备去医院的同时，也可用洁净纱布或卫生纸，卷成粗细适宜的小卷，轻轻填塞住病人的鼻孔，并用示指和拇指紧捏两侧鼻翼，以压迫止血。在放入时，要注意让纱布条露在外面少许，以便取出。

使用下列措施可减少发生鼻出血的风险：

☐ 切忌用力擤鼻或者抠鼻。

☐ 鼻出血后避免抬头或用力。

☐ 睡眠时使用1～2个枕头抬起头部。

☐ 如有高血压病史，平时应控制好血压。

☐ 不要吸烟，吸烟会减慢破裂血管愈合速度。

☐ 使房间维持一定湿度，保持通风，防止鼻腔黏膜干燥出血。

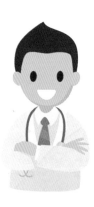

何时需要专业帮助

当出现下列情况应立即就医：

① 直接压迫10～20分钟，仍无法止住鼻出血。

② 一周发生4次以上鼻出血。

③ 鼻出血症状加重或发生频率增加。

④ 当病人出现面色苍白、四肢发凉、呼吸急促等休克症状，应立即拨打急救电话送医院治疗。

⑤ 服用抗凝药物（如华法林、阿司匹林等）时，如果出现鼻出血，也应尽早去医院

温馨提示

① 鼻出血时避免头向后仰，血液会反向流入咽喉部，并吞入消化道，刺激胃黏膜引发呕吐，若不小心吸入呼吸道，还可能会引起窒息。

② 发生鼻出血时不应慌乱，精神紧张不利于止血。

③ 止住鼻出血后至少 12 小时内不要擤鼻或在鼻内放置任何东西，应安静休息数小时。

④ 鼻出血后不要过早清除鼻腔内的血痂。

⑤ 鼻出血时，如有血液流至口中，应及时吐出，不要吞咽。

⑥ 不要用布或棉花塞入鼻腔止血，因可能在鼻内留下纤维质，引起再度出血。

⑦ 因为鼻孔与口、眼、耳都是相通的，当鼻出血时，忌长时间用手指紧紧捏住两个鼻孔，这样会使血液从别处流出，严重者可造成"七窍流血"。

⑧ 鼻出血后，应暂时避免过热饮食，宜食清凉、流质、无刺激性的食物，并且留心口腔清洁，以免感染。

⑨ 儿童鼻出血时，哭泣会加重鼻出血症状。因此，以安静放松的语气安慰，有利于降低儿童的恐惧感，避免加重鼻出血。同时，务必检查儿童鼻腔内是否有异物存在。

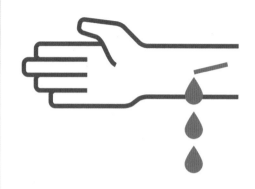

外伤出血

学一学，紧急时刻我能来

急诊室故事

  一天晚上，一名骑电动车的男子撞上路边停靠的大货车，导致头部有一个5cm左右的伤口，鲜血直流。伤者情况严重，路过的行人都不敢上前。就在这时，三位热心人赶了过来，上前急救止血并拨打了急救电话。由于现场没有止血设备，他们只能临时用衣服袖子来压迫伤口，帮助伤者及时止血，现场急救持续了10多分钟。当时三人动作非常专业，群众上前询问才知道他们都是医生。三人一边帮忙处理伤者的伤口，一边安抚伤者的情绪，直到急救车到来，方才安心离开。伤者随后被紧急送往附近医院，急诊室医生告诉家属："幸亏现场处理得当，送来及时，经过一个多小时的手术，目前病人的情况稳定，预计一周左右就能出院。"

● 认识外伤出血

因暴力或来自外力的击打、碰撞、摩擦以及锐器造成血管损伤，都会引起出血。常见的外伤出血部位有很多，如颈部出血、头部出血、面部出血、上肢出血、下肢出血等，出血过多可引起失血性休克，甚至死亡。因此，能够及时有效止血，对挽救病人的生命有很大意义。

● 表现特点

在急救现场，首先应判断外伤病人出血的性质：

□ 毛细血管出血：血液由伤口慢慢渗出，呈点状或片状，色鲜红，可自愈。

□ 静脉出血：较缓慢流出，色暗红，多不能自愈。

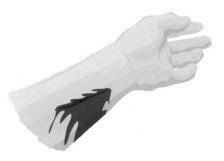

静脉出血表现为缓慢流出

□ 动脉出血：呈喷射状，色鲜红，多需急救止血。

● 处理方法

应沉着冷静，避免慌张，忙中出错。首先，要让病人第一时间脱离危险区，根据病人的外伤情况判断受伤情况和出血性质，采取相对应的治疗措施。现将具体方法介绍如下：

143

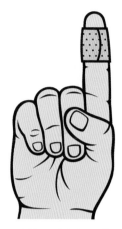

小伤口贴上创可贴

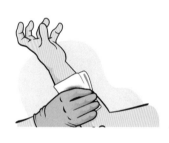

直接包扎压迫止血

一般止血法

一般情况下，家中发生擦伤肘部、摔伤膝盖或意外割破手指之类的事情，不必大惊小怪，正确地进行医疗处理就可以了。如果是表浅的划伤或擦伤，应先用肥皂和清水清洗伤口，涂上抗菌软膏，再贴上创可贴或扎上绷带。绷带的压力通常为能促使血液在伤口处凝固即可。

直接压迫包扎止血法

这是常用的止血方法。一般用于无明显动脉性出血的伤口。家中如备有生理盐水，则用生理盐水冲洗，若无此条件可用无污染的清水或矿泉水冲洗伤口，周围用75%的酒精涂擦消毒。涂擦时，先从近伤口处向外周擦，然后手持消毒纱布直接按压创口或出血部位约数分钟，再用绷带纱布加压包扎止血。若急救现场无消毒条件，可直接用干净纱布、衣物、毛巾等压迫止血，包扎伤口，以防污染。

指压止血法

如果是四肢或头颈部的动脉出血，用手指或手掌用力地压住伤口近心端动脉止血，这是最为简便有效的现场急救措施。

- 头顶部出血：一侧头顶部出血，用食指或拇指压迫同侧耳前方颞浅动脉搏动点。

- 颜面部出血：一侧颜面部出血。用食指或拇指压迫同侧面动脉搏动处。面动脉在下颌骨下缘，下颌角前方约3厘米处。

- 头面部出血：一侧头面部出血，可用拇指或其他四指在颈总动脉搏动处，压向颈椎方向。颈部动脉在气管与胸锁乳突肌之间。

□ 肩腋部出血：用食指压迫同侧锁骨窝中部的锁骨下动脉搏动处，将其压向深处的第一肋骨。

□ 前臂出血：用拇指或其余四指压迫上臂内侧肱二头肌内侧沟处的搏动点。

□ 手部出血：互救时两手拇指分别压迫手手腕横纹稍上处，内外侧（尺、桡动脉）各有一搏动点。

□ 大腿以下出血：自救用双拇指重叠用力压迫大腿上端腹没沟中点稍下方股动脉搏动处。

□ 足部出血：用两手指或拇指分别压迫足背中部近踝关节处的足背动脉和足跟内侧与内踝之间的胫后动脉。

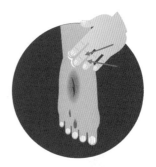

指压止血

填塞止血法

对软组织内深在的血管损伤出血，如鼻出血、颈部的较深伤口、大腿或背部的深伤口等，不易找到出血部位，常有动脉和静脉同时损伤，快速清洗消毒后，用无菌纱布块填塞创口压紧，外面再加大块无菌敷料加压包扎压迫止血。

止血带止血法

适用于四肢较大的、较复杂的或出血较快的伤口止血，一般见于四肢大血管破裂，出血汹涌或经其他急救止血法无效者。

所谓止血带一般是指弹性较好的橡胶带或身边的腰带、领带、围巾等，也可用毛巾、头巾、手帕、衣服、领带等制成布条，也可用三角巾代替。

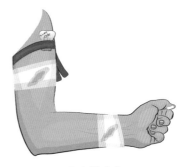

止血带止血

止血带应绑在伤口的近心端，即肢体靠近心脏的一侧，例如：膝关节以下外伤出血，应立即在大腿的适当部位扎止血带。肘关节以下流血不止，应在肘关节以上扎止血带。扎止血带时一般要注意扎紧，以伤口基本上没有新鲜血液流出为原则。

屈肢止血法

四肢出血压迫止血无效时，如无骨折，可利用关节的极度屈曲，压迫血管以达到止血，如前臂或小腿出血则在肘窝或膝窝内放一棉垫，再使关节极度屈曲，然后将小腿与大腿或前臂与上臂用"8"字形绷带捆拢可以暂时止血。

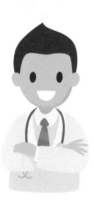

何时需要专业帮助

出现以下情况，需及时到医院清创处理和彻底止血。

①当压迫伤口5分钟后，伤口仍未止血。

②被人或动物咬伤；伤口深或创口很大。

③伤口有碎片或污物嵌入，而自己不能清除。

④被脏的东西扎伤，例如地上的玻璃块，伤口又小又深（这类伤口由于不出血反而更易感染，出血可以减少伤口的细菌）。

⑤受伤区域没有知觉，提示受伤区域神经可能受损。

温馨提示

①严禁用泥土、面粉等不洁物撒在伤口上，造成伤口进一步污染。

②如果有碎玻璃块、金属等物体嵌在伤口上时，自己不能清除，则及时到医院处理。

③如果创口较大且出血较多时，加压包扎的压力要适度（包扎后若远端动脉还可触到搏动，皮肤颜色无明显变化即为适度），既要达到止血效果，又不能影响肢体远端血液循环。

④使用止血带止血注意事项

    a.要严格掌握使用止血带的时机，应在四肢大动脉出血用加压包扎不能止血时，才能使用止血带。

    b.止血带捆扎的部位应在伤口上方（靠近心脏端，又称近心端），并尽量靠近伤口，以上臂上1/3处（约距腋窝一横掌处）或大腿的上中部为捆扎部位。小腿和前臂不能用止血带，因为该处有两根骨头，血管正好位于两骨之间，用止血带起不到压迫血管的作用。上臂的中1/3也不能用止血带，否则可能引起神经损伤而导致手臂瘫痪。

⑤在用止血带止血时，应抬高患肢，使静脉血回流一部分。止血带不能直接扎在皮肤上，应用棉花、薄布片加衬垫，以隔开皮肤和止血带，使压力均匀分布并减少对软组织的损害。

⑥止血带连续使用时间不能过长，上用止血带后要记录时间，每30分钟或60分钟要慢慢松开止血带约30～60秒，然后再绑扎。再绑时部位要上下稍加移动，以免同一部位的皮肤肌肉受损。患肢应佩戴止血带卡，注明开始时间、部位、放松时间，便于照护者或在转运时了解情况。

⑦上止血带松紧要适当，动脉出血时，以能达到止血并摸不到动脉搏动为度。

⑧放松后如出血严重可先用手指压迫出血动脉，继以止血带止血，如已不出血，则不需继续使用，应维持松开状态，继续观察，确定不出血后或经过进一步止血处理后方可取掉。

⑨放松止血带应缓慢松开，防止肢体突然血流增加，伤及毛细血管及影响全身血流的重新分布，甚至使血压下降。

⑩因肢体阻断血流后，抗寒能力低下，易发生冻伤，因此要注意保暖。

⑪严密观察病人转运途中伤情及患肢情况，如止血带是否脱落，患肢如有剧痛、发紫、坏死，说明止血带绑扎过紧，应予调整。

⑫用止血带止血易引起或加重肢体坏死及急性肾功能不全等并发症，之后还需及时到医院处理。伤肢远端明显缺血或有严重挤压伤时禁用此种方法止血。

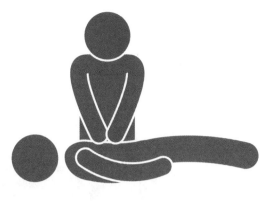

猝死

掌握心肺复苏术，关键时刻能救命！

急诊室故事

彭护士有一个3岁的儿子，一直挺健康，并没有心、脑方面的先天性疾病。上周末，彭护士和儿子在家里做游戏、做手工，小朋友突然一声不响地倒在了沙发上。彭护士一开始还以为儿子跟她闹着玩，推他不动，叫他不响，一摸，呼吸心跳都没有了。彭护士说她当时脑子里顿时一片空白。"我当时就懵了，无缘无故怎么会心跳呼吸骤停呢？"幸亏彭护士在急诊室工作多年，接受过专业的急救培训，她马上下意识地为儿子做起心肺复苏，几分钟后，儿子悠悠醒转。后去医院检查，小朋友是因为病毒感染引起40℃的高热，但高热又没有通过体表散发出来，因此，闷在身体里，导致心跳呼吸骤停。幸好彭护士及时对他进行了心肺复苏术，孩子才没有留下任何后遗症。那么，我们普通人没有像彭护士那样受过专业训练，如果碰到身边人心跳呼吸骤停，该怎么做呢？

149

猝死是指平素身体健康或貌似健康的病人，在出乎意料的短时间内，因自然疾病而突然死亡。猝死有心源性及非心源性之分。心源性猝死指由于心脏原因导致的病人突然死亡。有研究显示，在全部猝死病人中，心源性猝死

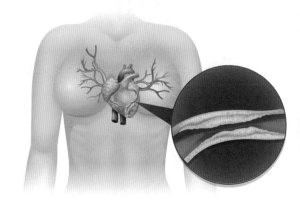

冠心病是成年人猝死的主要疾病

占85%，其中最常见的病因是冠心病猝死。非心源性猝死指病人因心脏以外原因的疾病导致的突然死亡。

心脏骤停后4～6分钟，人体将达到生命的极限，在这段时间里，每延迟1分钟，会降低10%的希望。超过10分钟就很有可能救不回来了，即使救回来，也很可能留下永久的后遗症，或者变成植物人。

引起小朋友呼吸、心搏骤停的，除一些先天性心脏疾病外，大多是缺氧等引起的呼吸道问题、感染等引起的休克造成继发性的心跳停止；而成年人突发心搏呼吸骤停的，80%以上是因为心脏的问题。

猝死的影响因素

①年龄：并非老人专利，中青年更要警惕。随着猝死逐渐年轻化，三四十岁的中青年猝死病人并不少见，他们往往不知道自己有心脏问题，熬夜、压力等都可能诱发猝死。猝死风险较高的中青年人往往爱吃高胆固醇、高热量食物，大量喝酒、吸烟，应酬多，工作压力大，并且不重视体检。

②性别：中青年当中，男性比女性多。有调查显示青年心梗病人中，男性约占80%。这主要与雌激素对女性心血管的保护作用有关。青年男性往往工作压力大、应酬多，这可能也是诱发心梗的主要因素之一。值得注意的是，更年期后，雌激素对女性的保护作用逐渐减弱，因此，中老年女性心血管疾病发病率会有所上升，需提高警惕。

③职业：十大高危行业猝死频发。国内某网站曾总结了"十大猝死危险行业"，虽然不能完全对号入座，但也提醒这些行业的人应注意心脏健康，预防猝死。这十大职业是：广告狂人、医护人员、网店店主、IT工程师、媒体人士、人民警察、一线工人、莘莘学子、演艺明星、运动健将。

◎—● 表现特点

猝死可发生于任何年龄，其表现特点为突发意识丧失、大动脉搏动消失和呼吸停止。

猝死虽然事发突然，实际也是有迹可循的。有心脑血管疾病的高危人群要特别留意以下几个异常表现（猝死征兆），以防止猝死的发生。

心慌

心慌往往是心率加快的主观感受。不定期出现的心率加快，通常是快速性心律失常的结果。多数心律失常的危险性较小，不会引发猝死，但如果是频繁发作的室性心律失常，则有发展为室颤的风险。

另外，很多老年人出现心慌是房颤作祟，如果房颤伴发心脏传导疾病，也很容易进展为室颤。室颤发作后，数分钟之内即可导致死亡。因此，频繁心慌发作也应及时就诊。

151

近期出现胸闷或原有症状加重

如果近期突然出现活动后胸闷，休息一段时间可缓解，这种现象提示您可能患了冠心病。突然出现的症状表明冠状动脉内的粥样硬化斑块还不稳定，随时有可能破裂，导致急性心肌梗死。

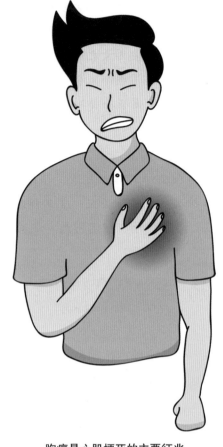

如果以前就偶有胸闷的症状，近期症状变得更加频繁，程度更加严重，同样说明以前尚属稳定的斑块目前出现了小的破损，并且随时都会发展为大的破损，导致急性心梗的发生。遇到这种情况，应尽快到医院就诊，并进行药物或手术治疗。

近期反复出现胸闷、胸痛的患者，一定不要疏忽大意，警惕来自心脏的隐性杀手。

胸痛是心肌梗死的主要征兆

心跳过缓

心脏的跳动是由特定的起搏细胞发起的，起搏细胞功能变差就会导致心脏跳动速率减慢，严重时会引发心脏停搏。起搏细胞功能会随年龄增长逐渐变差。老年人活动量通常较小，较慢的心率也能维持正常生活所需，因此往往被忽视。

晕厥

晕厥是猝死的重要前兆，多数晕厥是由于心跳突然减慢或停止，导致脑供血不足而引起的。晕厥有时持续几秒钟后能自行恢复，如果不能恢复，便会造成猝死。

不明原因的疲乏

在无激烈运动、缺少睡眠或者生病等诱因的情况下，连续几天、几周甚至几个月出现极度疲劳感，伴有焦虑、失眠、无症状惊醒等，此时应考虑心脏出现问题。

猝死并不是老年人的专利，年轻人也会发生。很多年轻人工作压力较大，常出现疲劳，这属于正常情况。但如果出现不明原因的疲劳、乏力，或伴有胸闷、水肿，则应警惕猝死的发生，这种情况可能是由于心肌炎或心肌病造成的。

脑卒中

脑卒中也是引起猝死的重要原因。

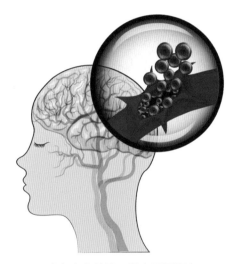

有些脑卒中起病急骤，几分钟内就会发生肢体瘫痪、血压增高，这种情况下，病人若及时就诊可挽救生命。但有些脑卒中起病缓慢，早期只有轻微症状，病人并不在意。一旦进展，可能引发猝死，因此需要多加留心。

尤其是患有高血压、冠心病或房颤的病人，脑卒中的发

脑卒中也是猝死的主要原因之一

生率高于普通人群数倍。如果出现单侧看不到东西、单侧肢体麻木、乏力，或走路不稳、有踩棉花感，应警惕脑卒中的发生，及时就诊。做到早期识别，往往可以取得较好的疗效。

疼痛

疼痛反应是猝死的发病征兆中最易被我们抓住和感知的信号。当感到胸部出现剧烈、紧缩、压榨性的疼痛，且感到透不过气时，就要提高警惕。

若心脏病病人经常感到肩膀、颈部、下巴、手臂疼痛，这是心肌缺血的信号，因为心肌缺血疼痛在传递至大脑中枢神经时，会同时反映在水平相同的脊髓段区域。因此，出现这些疼痛转移的情况，需要引起注意，并及时就诊。

典型的冠心病表现是胸痛，一般发生在胸骨后方，整个边界不是很明确，它的面积会大一点儿（跟手掌面积差不多），或者说不清到底哪疼，主要是闷痛的感觉。如果是针扎的刺痛或者是"按着疼"的感觉，往往跟心脏关系不大。

反复胃肠道症状

很多心源性猝死病人在死亡前都反复出现胃肠道症状，不少人生前并没有胃肠疾病病史，这是心脏病发作的信号之一，肠胃的不适是因为心血管系统出现异常造成的。

当出现了上述症状时，如果是心脏病的发病征兆，及时休息可以缓解不适。上述症状不会持续很长时间，但会反复发生。因此，一旦出现反复发作的肠胃不适，需要将心脏的问题考虑在内。

出汗

心脏病发作前，颈、后背、头皮、手心或者脚掌都会大量出汗。此时，应提高警惕，当心猝死发生，最好停止活动，休息，及时服用药物，必要时应立即拨打急救电话。

如果在一段时间内经常性突然出汗的话，这常常是心脏疾病发作的信号。对女性而言，感觉更像是更年期里的潮热或盗汗，但过度出汗同样应警惕可能是身体发出的心梗信号。

处理方法

呼吸、心搏骤停病人如果在发病4分钟内得到有效急救，其复苏率可以达50%，如果超过4分钟后进行复苏抢救，只有1/4的病人能够救活。对于我们来说，掌握心肺复苏术，在危急时刻，可能就会救人一命，挽救一个家庭。以下是成人版的心肺复苏术。

第一步：评估现场环境安全

急救者在确认现场安全的情况下，轻轻拍打病人的肩膀，并凑到其耳边大声问："你怎么啦?"如果病人发出呻吟声或有肢体抽动，说明其还有呼吸心跳，不需要实施心肺复苏。

但若使劲拍打病人仍无任何反应，且身体完全僵硬，或者触摸病人颈动脉10秒内没有搏动，鼻子探测不到气息，胸廓也没有起伏，则说明病人已没有呼吸、心跳，此时必须对其实施心肺复苏术。

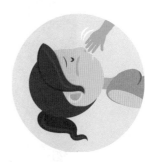

判断病人是否有反应

第二步：呼救

高声呼救："快来人啊，有人晕倒了"，并请周围人拨打急救电话，以使病人尽早接受专业救治。

第三步：摆放仰卧体位

使病人取仰卧位躺在硬质平面上，松开衣领及裤带。

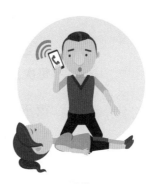

呼救

第四步：胸外按压30次

位置：胸部中央，胸骨下半部（可定位在两侧乳头连线中点位置）。

姿势：将一只手的掌根放在按压部位，将另一只手的掌根置于您的第一只手上，伸直您的双臂，使双肩位于双手的正上方。在每次胸外按压时，确保垂直按压病人的胸骨。

深度：5～6厘米。这需要很大力气。

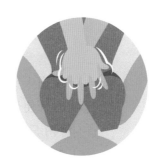

胸外按压

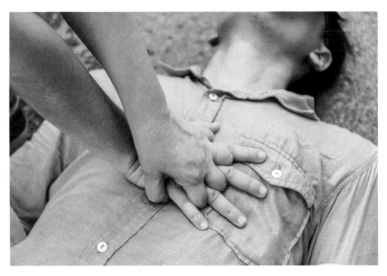

胸外心脏按压

频率：100 ~ 120 次/分钟。

每次按压结束后让胸廓完全回弹，尽量减少按压中断。

第五步：开放气道

仰头提颏法：将一只手置于病人前额，然后用手掌推动，使其头部后仰。将另一只手的手指置于下颌的靠近颏部的骨性部分。抬起下颌，使颏上抬。

推举下颌法：如怀疑病人头部或颈部损伤时，使用推举下颌法（将两只手分别置于病

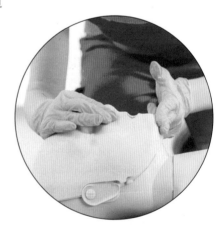

开放气道

人的头两侧。您可将双肘置于病人仰卧的平面上。将施救者的手指置于病人的下颌角下方并用双手提起下颌，使下颌前移。如果双唇紧闭，请用您的拇指推开下唇，使嘴唇

张开），以减少颈部和脊椎的移动。如果推举下颌法不能开放气道，则改用仰头提颏法。

第六步：人工呼吸2次

用拇指、食指捏紧病人鼻孔，正常吸一口气后，用嘴严密地包住病人的嘴，以中等力量将气吹入病人口内，不要漏气，吹气时间为1秒钟。当看到病人的胸廓起伏时停止吹气，离开病人的口唇，松开手指，施救者再侧转头吸入新鲜空气。连续进行2次人工呼吸。避免过度通气。

第七步：重复上面的4、5、6步

按压通气比例为30∶2（按压30次，给予2次人工呼吸），尽量不要停止，直到病人恢复呼吸、脉搏，或等到专业急救人员到达现场。

如果只有一人施救，应优先保证胸外心脏按压。

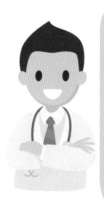

何时需要专业帮助

若使劲拍打病人仍无任何反应，且身体完全僵硬，或者触摸病人颈动脉10秒内没有搏动，鼻子探测不到气息，胸廓也没有起伏，说明其已没有呼吸心跳，此时必须马上施行心肺复苏术，同时请周围人拨打急救电话，以使病人尽早到达医院。

温馨提示

①关于心肺复苏术

    a.胸骨中下段处按压。

    b.高质量的胸外按压对心搏骤停病人极为重要，其操作要点包括按压深度要达到 5～6 厘米，按压速度 100～120 次/分钟，按压后要让胸廓完全回弹，且减少按压中断，避免过度通气。

    c.若施救者不愿对病人进行口对口人工呼吸，可给予病人不间断的持续胸外按压，直到病人恢复心跳呼吸或专业急救人员到达现场。有研究表明，对于心脏病原因导致的心脏骤停，单纯胸外按压的心肺复苏与同时进行胸外按压和人工呼吸的心肺复苏，其救助的存活率相近。

②哪些行为可以导致猝死？

    a.连续加班。有关加班猝死的新闻很多，这些猝死的人大部分都是非常年轻的人，猝死前也没有任何症状，以至于家属、朋友几乎都不相信这是事实。那么，造成猝死的原因是什么呢？长期加班其实是身体和精神的双重折磨，精神承受巨大的压力，身体超负荷运转，很容易引发心肌梗死、心脏病等，发病前甚至没有任何警示，一次发作就能带走你的一切！

    b.经常熬夜。熬夜猝死的人，大多数死于突发的心脏病。其原因是熬夜导致生物钟紊乱，交感神经过度兴奋，使心跳加速，引发室速、室颤，造成心源性猝死。还有一些人死于脑中风，其原因是血压过高致使脑血管破裂。

c. 久坐或久站。久坐或久站会导致下肢血液循环不畅，长时间可能会使血管中形成血栓，就如同水管里的水，长期不流动会使水管生锈一样。因为，血栓形成的初期，同血管壁的黏附还不牢固，因此，很容

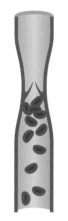 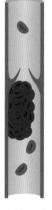 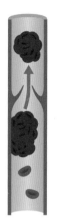

下肢深静脉血栓形成，脱落引起肺栓塞，导致猝死

易因腿部突然活动或是在按摩等外力的作用下脱落，形成漂浮血栓。由于静脉血会回流至心脏，这些血栓也会随血液向心脏的方向流动，当流至肺动脉及其分支时，可能会发生"卡壳"的情况，如果堵塞的血管较小，会出现胸闷、胸痛等症状，如果堵塞的是肺部大动脉，就可能会使人突然呼吸困难、咳嗽、咯血、晕厥，甚至死亡。

d. 暴饮暴食。在过量进餐后，胃肠道需要大量的血液来消化食物，致使流入心脑血管的血液大大减少。对于血管本来就有供血不足的人，一顿饱餐就很容易诱发心肌梗死、脑梗。心脏病最容易在吃饱饭后发作，因此，不要轻易放纵自己的食欲。本来就有胸痛或心脏不好的人，不要过度食用动物内脏、鱿鱼等胆固醇含量高的食物，因此引发的悲剧实在太多了。

e. 用力排便。用力排便、搬桶装水这些突发动作，让人从静态中突然发力，体内血压迅速升高，心脏承受的压力也随之剧增。当血压不稳时，血管斑块的活动性会增加，容易脱落。老年人、习惯久坐者、高血压病人以及有心脏病史的人，都应避免突然发力。如果必须要进行，应提前做热身运动。平时要多吃蔬菜，避免大便干结，必要时可用点开塞露等辅助药物。老年人要尽量坐着排便，且时间不宜过长，否则有引发脑出血的危险。

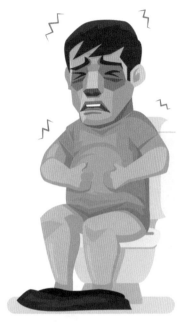

下肢深静脉血栓形成，脱落引起肺栓塞，导致猝死

f. 剧烈运动。超负荷运动时，心脏循环系统需要的血液量和氧气量会突然增加，而供给量却相对减少，在这种血、氧供不应求的状态下，心脏循环系统会不堪重负，致使运动者的心脏会出现急性缺血，继而出现心搏骤停和脑血流中断。

160

③那么，要如何预防猝死呢？

a. 心电图检查有助发现潜在的"猝死信号"。因此，无论是心脏病病人还是身体健康的人，都应定期有针对性地进行体检，一旦出现胸痛、胸闷等症状，且运动后症状有所加重，要及时就医。老年人应定期监测血压、心率，如果出现心率小于每分钟50次，血压变低，就很容易出现长时间的心脏停搏，导致猝死。

b. 抽烟人群应及时戒烟。

c. 适度进行有氧运动。

除了步行、做家务外，游泳、健身操、篮球、羽毛球、乒乓球等都是不错的运动。只要身体情况允许，建议每周运动3～4次，每次至少30分钟。

需要注意的是：最好不要在早上锻炼，因为清晨是心血管疾病发作最多的时间，可选择晚饭后2～3个小时运动；疲劳时要减少运动量，因为紧张和激烈运动时，疲劳和低氧状况易发生急性心肌缺血，导致心律失常或猝死。

d. 生活要有规律，按时起床、睡觉、进餐。

e. 合理饮食。控制甜食，少吃含盐多、腌制及煎炸食物，多吃含植物纤维丰富的蔬菜和粗粮，增加维生素的摄取量。此外，最好少吃或不吃过冷的食物、饮料，以免发生冠脉痉挛。

f. 多喝水，同时避免在高温下长时间活动。

g. 劳逸结合、避免劳累、保持心情舒畅，对预防猝死也很重要。保持一颗平常心，不仅是处世之道，也是心脑的"天然护身符"。

161

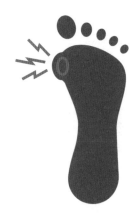

痛风

科学生活，远离痛风

急诊室故事

今年43岁的周先生是一家广告公司的老总，平时工作压力大，一旦有空就特别喜欢呼朋唤友喝啤酒、吃夜宵，其中，海鲜更是他的至爱。早在3年前体检时，医生就提醒过周先生存在尿酸偏高的问题，但仗着自己年轻、身体一向没啥毛病，周先生根本没把这事放在心上。然而就在前不久，周先生再次吃完宵夜回到家，突然感到右脚大拇指疼痛难忍，关节处还又红又肿，走路都有些困难，只好由家里人将其送到了急诊室治疗。经过医生检查，周先生是由于长期喝啤酒、吃海鲜，导致高尿酸血症，继而引起了痛风。医生告诉周先生，如果不改变现有的不良生活方式，那么随着尿酸增高，不仅会引起痛风性关节炎，还会在不知不觉中对肾脏产生危害，甚至导致尿毒症。原来高尿酸危害如此之大！

◎—● 认识痛风

说起痛风，不得不先提起嘌呤。嘌呤是存在于人体内的一种物质，具有参与机体的能量供应、代谢调节及合成辅酶等方面的作用。嘌呤是有机化合物，在人体内嘌呤氧化变成尿酸，当人体尿酸过高，就可能导致痛风等一系列疾病。

由于人体内的尿酸是在不断地生成和排泄的，因此，它在血液中会维持一定的浓度。当尿酸的合成增加或排出减少时，均可引起高尿酸血症。当血尿酸浓度过高时，尿酸会以钠盐的形式沉积在关节、软组织、软骨和肾脏中，形成引起痛风的祸根。

痛风是一种单钠尿酸盐沉积所致的晶体相关性关节病，与嘌呤代谢紊乱和/或尿酸排泄减少所致的高尿酸血症直接相关，属代谢性风湿病范畴。痛风可并发肾脏病变，严重者可出现关节破坏、肾功能损害，常伴发高脂血症、高血压病、糖尿病、动脉硬化及冠心病等。

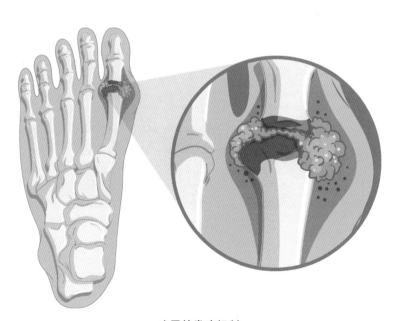

痛风的发病机制

163

痛风的自然病程可分为急性发作期、间歇发作期、慢性痛风石病变期。

急性发作期

发作前可无先兆，典型发作者常于深夜被关节痛惊醒，疼痛进行性加剧，在12小时左右达到高峰，呈撕裂样、刀割样或咬噬样痛感，难以忍受。受累关节会红肿灼热、皮肤紧绷、触痛明显、功能受限。首次发作多侵犯单关节，且50%以上发生在第一跖趾关节，在以后的病程中，有90%的病人累及该部位。足背、足跟、踝、膝等关节也可受累。部分病人可有发热、寒战、头痛、心悸、恶心等全身症状。

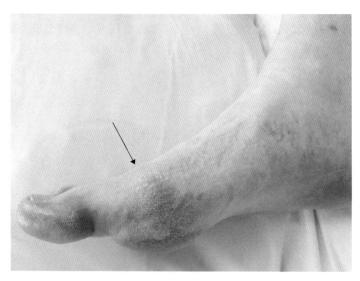

痛风发作

间歇发作期

急性关节炎缓解后一般无明显后遗症状，有时仅有患部皮肤色素沉着、脱屑、刺痒等症状。多数病人在初次发作后1~2年内复发，随着病情的进展，发作次数逐渐增多，且症状持续时间延长，无症状间歇期缩短，甚至症状不能完全缓解，受累关节也会逐渐增多。从下肢向上肢、从远端小关节向大关节发展，出现指、腕、肘等关节受累。

慢性痛风石病变期

临床表现为持续关节肿痛、压痛、畸形、功能障碍。慢性期症状相对缓和，但也可有急性发作。皮下痛风石和慢性痛风石性关节炎是长期显著的高尿酸血症未获满意控制，体内尿酸池明显扩大，大量单钠尿酸盐晶体沉积于皮下、关节滑膜、软骨、骨质及关节周围软组织的结果。皮下痛风石发生的典型部位是耳郭，也常见于反复发作的关节周围，以及鹰嘴、跟腱、髌骨滑囊等。外观为皮下隆起的大小不一的黄白色赘生物，皮肤表面薄，破溃后排出白色粉状或糊状物，经久不愈。

◎——●处理方法

在痛风急性发作期，应嘱咐病人尽量减少活动，卧床休息，抬高患肢。可采取局部冰敷或硫酸镁湿敷，这样可以降低温度，缓解红肿和疼痛。此外，外用双氯芬酸（扶他林）乳胶剂也有助于减轻局部疼痛。切记，不可在此时进行按摩和热敷，热敷会扩张血管，加重局部肿胀及疼痛。

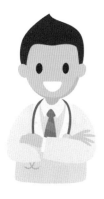

何时需要专业帮助

若存在以下情况，应立即就医：
①突发单个关节出现重度疼痛。
②关节肿胀、压痛，伴患处皮肤发红发热。

温馨提示

①除了药物治疗外，良好的生活习惯，是治疗痛风或高尿酸血症的关键因素。因为，痛风不但能够导致急性发作疼痛，慢性痛风还会导致关节破坏。同时会增加肾脏及心脏疾病的发病率。

②痛风病人应注意以下生活原则：

    a. 禁烟、限酒。

    b. 健康饮食。

        □减少高嘌呤食物的摄入：如动物内脏（肝、脑、肾等）、牛肉、羊肉、海鲜、凤尾鱼、沙丁鱼、扇贝、豆类等。

        □选择可降低痛风风险的食物：低脂或脱脂牛奶、低脂奶酪和蛋类等。

        □增加新鲜蔬菜的摄入，但要尽量避免食用芦笋、黄豆芽、紫菜、豌豆苗等含嘌呤较高的蔬菜。

        □减少富含果糖饮料的摄入。

        □大量饮水（每日 2000ml 以上）。

③防止剧烈运动或突然受凉。

④控制体重。

⑤规律饮食和作息。

⑥规律运动。

⑦认真遵从医嘱服用可长期服用的药物，长期持续血尿酸达标治疗，可避免痛风发作及破坏性伤害。只有重视痛风和高尿酸血症的规范化治疗，做到病人与医生配合，药物治疗与非药物治疗双管齐下，才能达到消灭痛风发作，维持血尿酸达标的目标。

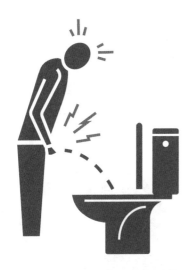

排尿性晕厥

憋尿过度也能引起晕厥！

急诊室故事

　　老王是个足球迷，平常要是遇上足球比赛，在电视机前坐上一两个小时都没关系。这天刚好又碰上世界杯比赛，老王叫上三五朋友在家一起看球。比赛实在精彩，老王都舍不得离开电视前，小便憋了又憋，实在憋不住了才去上厕所。结果没一会儿厕所里就传来"砰"的一声巨响，大家到厕所一看，发现老王已晕倒在地上了。朋友们七手八脚地把老王弄到沙发上准备拨打急救电话时，老王醒了，也没觉得有任何不适。但是家里人还是不放心，把他送到了急诊室。医生经全面检查，检查结果并无异常。结合老王的病史，医生考虑老王是由于憋小便引起的排尿性晕厥。看来，大活人还真的能被尿憋晕啊！

167

◎—● 认识排尿性晕厥

排尿性晕厥又称小便猝倒，俗称"尿晕症"，是一种反射性晕厥。主要表现为人们在夜间或清晨起床排尿时，因意识短暂丧失而突然晕倒。主要是由于血管舒张和收缩障碍造成低血压，引起大脑一过性供血不足所致。晕厥发生后两分钟左右，病人可自行苏醒，且不会留下后遗症。排尿性晕厥多见于中老年男性，一般好发在夜间，常常突然发生，之前多无先兆。该病的诱发因素主要是饮酒、睡眠不足、过度疲劳、饮食减少或过饱及体位改变等。

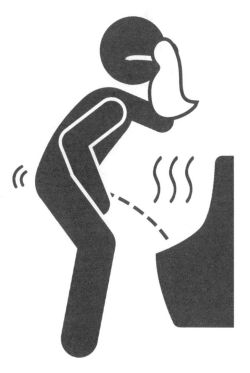

◎—● 表现特点

□ 病人常在清晨、夜间或午睡后起床排尿时，因意识短暂丧失而突然晕倒。

□ 晕厥多发生在排尿中或末尾，多数病人在发病前有头晕、眼花、无力等不适感，但也有一些人在晕倒前并无任何不适的先兆。

□ 病人的意识会突然丧失 1 ~ 2 分钟，并同时晕倒，易发生外伤。自然苏醒者不会留有后遗症。

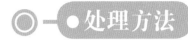

处理方法

　　病人出现晕厥后，应立即让其平卧，抬高下肢，头偏向一侧，然后用手指压迫病人的人中、内关及足三里等穴位，以使其尽快苏醒。

　　虽然排尿性晕厥的预后良好，且多数病人随着年龄的增长会自行停止发病。但由于发病时病人会突然晕倒，容易造成外伤，严重的还会危及生命，所以，对病人来说，如何防止晕厥的发生是十分重要的。防治此病的有效措施主要有：

　　□病人起床排尿时，应先坐起，然后再缓慢地站立并前往厕所。排尿时应做深呼吸动作，以防止过度屏气。

　　□不要憋尿，有尿意时就要尽快排尿。晕厥发作频繁的男性，可采取蹲式或坐式小便。

　　□要多参加体育活动，增强体质。

　　□要避免酗酒和过度劳累。

温馨提示

①对于发作频繁的人，睡前要少饮水，并注意睡前将尿排空。起床排尿时，应先坐片刻后再站起，以改善机体的反应。

②排尿不要过急、过猛。排尿时如有头晕、眼花、心慌、腿软等先兆，应立即抓住物体或立即改为蹲式小便。

③以往有排尿性晕厥的人，排尿时应取蹲位。

④有肺结核、神经衰弱的病人易发生此种晕厥。此外，病后体虚、过度疲劳及饮酒等也可诱发这种病症。

⑤平时不要憋尿，有尿意时就要尽快排尿。

低血糖

"低"比"高"更危险

急诊室故事

王阿姨前段时间刚被诊断为糖尿病，因此，一直在遵医嘱服用降糖药。这两天，王阿姨身体不舒服，老是拉肚子，也吃不下东西，但是她还是按时服用降糖药。昨天，王阿姨服药后在干家务活，突然就全身出冷汗，话也说不清楚了，右手也抬不起来了。家人吓了一跳，怀疑是中风了，就立刻把王阿姨送到了急诊室。急诊室护士看到王阿姨这样子，立即将王阿姨扶到床上。医生询问病史，得知王阿姨有糖尿病，立刻给王阿姨做了快速血糖测试，结果血糖只有2.8mol/L。原来，王阿姨低血糖了，护士立即给王阿姨注射了40ml50%的葡萄糖，10分钟后王阿姨说话清楚了，右手也恢复力气了。王阿姨很疑惑，一直是按照医生的医嘱吃药的，怎么会发生低血糖呢？急诊室的李医生为王阿姨解答了困惑，原来王阿姨这段时间腹泻，吃得少且不规律，又没有监测血糖的变化，一味按照原来的剂量服用降糖药，继而引发了低血糖。

◎─●认识低血糖

低血糖，指的是血液中葡萄糖浓度偏低造成的异常状态，是糖尿病病人用口服降糖药或胰岛素治疗时常见的并发症。

葡萄糖是人体完成各项功能所不可缺少的"燃料"，主要来源于食物中的碳水化合物。糖、脂肪与氨基酸是神经代谢中能量的来源，这些物质氧化后，释放出能量。低血糖时，由于脑氧摄取降低，葡萄糖的摄取率也受抑制，脑组织在低血糖时，大脑正常功能会受损，因而就会导致晕倒等一系列临床异常表现。造成低血糖的原因主要有：

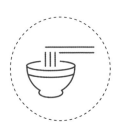

饮食不当：病人对饮食认识不足，使用降糖药（胰岛素或口服降糖药）后不进食、进食过少，或进食不规律、不按时进餐等。使得饮食量与用药量不能保持平衡，导致糖摄入和吸收严重不足。

平时不注意监测血糖：未定期测血糖，血糖控制不稳定。

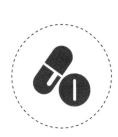

降糖药物的误服：老年人由于其生理特点常常同时患有多种慢性病，而糖尿病本身又常常有多种并发症。因此，这类老年糖尿病病人可能需要同时服用几种药物，而出现降糖药物的误服情况。

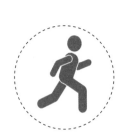

对早期症状重视不足：部分病人早期可无症状或症状轻微，可仅表现为乏力、头晕、困倦、出汗或嗜睡等，甚至有的病人血糖值极低而无症状，即所谓"不自觉低血糖"，此时若警惕性不高，重视程度不够，病人多会迅速进入昏迷状态。

大量饮酒：由于乙醇能抑制糖原异生，如过量饮酒，会导致低血糖昏迷。

剧烈运动：活动量增大时，若未及时增加饮食，可导致低血糖昏迷。

172

◎━● 表现特点

交感神经兴奋表现：心悸、冷汗、颤抖、饥饿感、四肢无力、面色苍白。

中枢神经症状表现：偏瘫、失语、认知障碍、意识障碍、抽搐、昏迷等。严重低血糖发生时，许多病人失去语言及行动能力，无法向周围人诉说病因及指导用药，若无法给予及时处理，会造成生命危险。

◎━● 处理方法

早期低血糖仅有出汗、心慌、乏力、饥饿等症状，神志清醒时，可给病人饮用糖水，进食含糖较多的饼干或点心，一般15分钟内症状缓解，若未缓解应到医院治疗。

如果病人神志已发生改变，如有可能应在家中先行测量血糖，病人尚有意识的，可饮糖水。如果已经昏迷，将其头偏向一侧，保持呼吸道通畅，及时拨打急救电话送医院治疗。

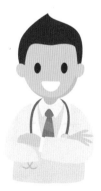

何时需要专业帮助

当进食后15分钟内，如低血糖症状仍然不能缓解或者已经出现了神志改变，应及时拨打急救电话送医院治疗。

173

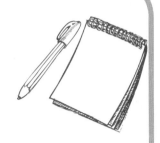

温馨提示

有研究表明，低血糖在短时间内对病人造成损害远比高血糖严重。一次严重的低血糖，或由此诱发的心血管事件会抵消长期维持血糖在正常范围所带来益处。因此，学会低血糖的预防和自救方法，能最大程度降低低血糖给病人带来的危害。

①首先，病人及家属要知道低血糖的各种症状及治疗方法，以便及早发现，及时治疗。

②遵医嘱按时用药，不要擅自增加用药剂量，并经常监测血糖，在医师的指导下调节药物种类和剂量，以维持较好的血糖水平。使用胰岛素时，应仔细核对剂量。

③服药后要准时足量进餐，避免饮酒，不要有意节食或赌气不吃。当出现感冒、腹泻等影响进食的情况时，应及时监测血糖，酌情调节降糖药物用量。

④勿空腹活动，保持运动量恒定，规律生活。在进行体育锻炼或运动量大的工作前应适当加餐。

⑤警惕夜间低血糖的发生，其表现为噩梦、出汗、晨起头痛、晨起乏力等症状。为避免夜间低血糖的发生，可于晚上临睡前少量加餐或调整晚间胰岛素剂量。

⑥病人随身可携带糖尿病保健卡和急救卡片，在急救卡片上写好家属的联系方式及低血糖的处理流程。对于低血糖持续症状者，可以通过保健卡上流程图及家属联系号码引导周围人员给予合理升糖等急救处理，同时提醒周围人及时与病人家属或急救中心取得联系，争取急救时间，以确保病人安全。

⑦凡外出工作、开会等，随身要带有糖、巧克力或含糖饼干等易保存食物，当自感发生症状性低血糖时，及时进食。

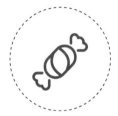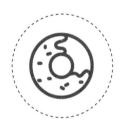

预防低血糖，可随时携带糖果和饼干等食物

⑧某些病人发生低血糖时，会出现烦躁等症状，需要注意保护病人，防止意外发生。

⑨老年糖尿病病人具有年龄大、病程长、并发症多、用药情况复杂、对低血糖感知减弱等特点，故老年人和其照护者应尤其重视低血糖的预防与救治。

175

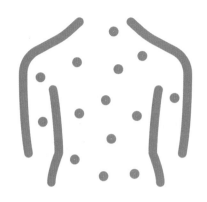

过敏反应
与死神擦肩而过

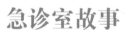

急诊室故事

　　午后的阳光慵懒，宝妈陪着大宝打着瞌睡……此时，宝爸从外边应酬回家，坐在客厅的沙发看着报纸，打发着下午的时光。家里时不时响起宝爸擤鼻涕的噪音，"我好像感冒了，家里有药吗？"宝爸问道。宝妈回答："药箱里有，自己拿"。约莫过了十多分钟，客厅里吐口水的声音渐渐响起，宝妈忍不住去当面指责宝爸："还让不让孩子睡觉了！"同时，宝妈也注意到了宝爸眼睛发红，作为医务人员的她，立刻警醒地问："从什么时候出现类似的症状，吃过什么，接触过什么？"她当机立断开车带宝爸去医院就诊。短短10分钟的路程，在临近医院门口，宝爸出现呼吸困难，喘不上气。急诊室的工作人员立即给予平卧，吸氧，抗过敏治疗后，终于宝爸和死神擦肩而过。

◎ ● 认识过敏

生活中有时会看到这样的一个现象：有的人吃了鱼、虾、蟹等食物后，会发生腹痛、腹泻、呕吐，或是皮肤奇痒难熬；有的人吸入花粉或尘土后，会发生鼻炎或哮喘；有的人注射青霉素后会发生休克。这些都是过敏反应的表现，并且严重的过敏反应还会导致死亡。

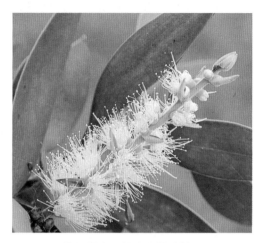

花粉是常见的外源性过敏原

引起过敏反应的物质，在医学上被称为过敏原。当人体抵抗抗原侵入的功能过强时，在过敏原的刺激下，就会发生过敏反应。

正常的情况下，当外来物质进入人体后大都面临两种命运，如果这些物质被机体识别为有用或无害物质，则这些物质将与人体和谐相处，最终将被吸收、利用或被自然排出。如这些物质被识别为有害物质时，机体的免疫系统则会立即做出反应，将其驱除或消灭，这就是免疫应答发挥的保护作用。免疫应答是人的防卫体系重要的功能之一，但是如果这种应答超出了正常范围，即免疫系统对无害物质进行攻击时，这种情况称为变态反应。变态反应是一种疾病，因为无端的攻击也会损害正常的身体组织，甚至免疫系统居然有时对机体本身的组织进行攻击和破坏，对人体的健康非常不利。

总而言之，变态反应不是心理变态，而是机体的免疫系统的功能"变态"了。过敏就是变态反应的主要代表。过敏反应是指已产生免疫的机体在再次接受相同抗原刺激时所发生的组织损伤或功能紊乱的反应。

导致过敏的原因大致可分为外因和内因两种。

外因

某些物质进入人体后能够导致部分人的免疫系统发生异常反应，这些物质称为"过敏原"，是造成过敏的罪魁祸首。

常见的过敏原包括：

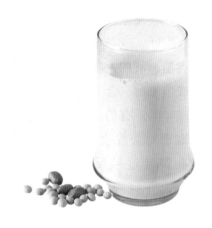

花生、大豆和牛奶是常见的食物来源的过敏原

□ 食物：小麦、花生、大豆、坚果类、牛奶、鸡蛋、鱼和甲壳类动物等，由食品过敏引发的过敏性疾病已占过敏总数的90%左右。

□ 吸入物：花粉、屋尘、螨等。

□ 微生物：真菌、细菌等。

□ 其他：昆虫毒素，药物（如青霉素、磺胺等），异种血清和物理因素等。

上述物质可以通过食入、吸入、接触及注射等途径进入体内。

内因

在同样的情况下，不是所有的人都会发生过敏。这个事实告诉我们，过敏的发生需要内因，这个内因就是一些人的"过敏体质"。过敏体质是指某类人群的免疫系统存在缺陷，他们的免疫系统异于常人，故容易做出"不辨敌友、无端攻击"的举动来，从而导致过敏的发生。

表现特点

常见的过敏性疾病包括：

荨麻疹

为过敏的皮肤表现，以发作性皮肤瘙痒及出现充血性风团为特征。多由于过敏原（多为某食物及添加剂、吸入物、药物、微生物及寄生虫、昆虫毒素等）与病人皮肤、黏膜接触进入体内所引起。此

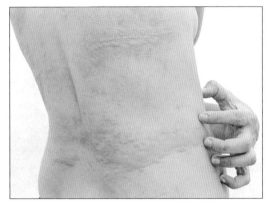

荨麻疹

外，物理因素、精神因素以及全身性疾病也可引发荨麻疹。过敏的其他皮肤表现还可有血管性水肿、皮炎、湿疹、多形性红斑、剥脱性皮炎等。

临床表现是皮肤突然出现大小不等的粉红色风团，多为圆形、椭圆形或不规则形，可发生在身体的任何部位；开始时孤立或散在，后逐渐扩大并可融合成片。荨麻疹多来得快去得快，此起彼伏，且新的风团会陆续发生，甚至在旧的风团上叠加发生。部分病人可累及胃肠道，造成该部位黏膜水肿，临床可出现腹痛及腹泻。如累及喉头黏膜，可出现呼吸困难。重症病人可伴有心慌、烦躁、恶心呕吐、呼吸困难、喉头水肿，甚至出现血压降低等过敏性休克表现。

过敏性鼻炎

多为吸入性过敏原与病人鼻黏膜相互作用的结果，病人多为过敏体质，且具有遗传性。临床大致可分为季节性鼻炎和常年

性鼻炎两种，前者多为吸入花粉造成，后者多为吸入屋内尘土、螨、真菌及动物的毛、皮屑及禽类的羽毛等导致。

临床表现是突发鼻痒、连续打喷嚏（多超过5个）和大量清水样浆液性鼻分泌物，每次发作症状多持续1小时以上，并且常反复发作。

过敏性休克

此为最严重的过敏反应，导致该病最常见的过敏原是青霉素，其他药物包括内酰胺类抗生素、链霉素、普鲁卡因、板蓝根注射液、右旋糖酐、含碘造影剂等。此外还有某些昆虫蜇伤等。普通人群的过敏性休克的发病率约为0.08%。发病后病人发

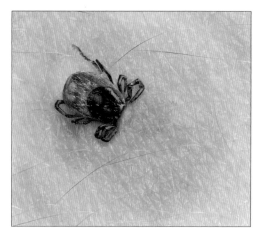

昆虫叮咬引起的皮肤过敏

生广泛的毛细血管通透性急剧增高，微动脉扩张，造成周围血流量下降，心输出量减少及循环血量骤减，同时导致多器官多系统组织水肿及平滑肌痉挛等。严重者可以在很短的时间内致命，有20%的过敏死亡者是在过敏发生半小时内死亡的。

临床表现主要有病人先出现皮肤黏膜潮红，周身皮痒，以手掌发痒较明显，口唇、舌部及四肢末端有麻木感，继而出现各种皮疹，多为大风团状，大片真皮及皮下血管性水肿。血压急剧下降，收缩压多降到80mmHg以下，脉压在20mmHg以内。严重者可发生循环衰竭，表现为意识模糊、冷汗、面色苍白、肢冷、脉细等。如未能及时控制病情，少数病例可于短时间内发生心搏骤停直至死亡。

花粉症

是病人对植物花粉过敏所引起的，主要累及眼及上呼吸道。该病绝大部分是由风做传播媒体的花粉作为过敏原而引起的。我国的主要致病花粉有蒿属植物、向日葵、大麻、梧桐、蓖麻、苋属植物、葫属植物、杨树及榆树的花粉等。亦有少数病人是由真菌、尘螨或其他具有明显季节性的吸入物或食物所引起。

临床表现是具有明显的季节性和地区性，主要表现为眼部发痒、流泪、眼睑红肿；鼻腔发痒，喷嚏连续发作，常一次多达十几个，喷嚏后水样分泌物增多，在发病时终日不止；咽部发痒、咽干、干咳等。部分病人听诊可闻哮鸣音。

过敏性哮喘

是因致敏原或其他过敏因素引起的广泛性气道超敏状态，造成以气道可逆性、痉挛性狭窄为特征的呼吸道阻塞综合征，病变主要累及支气管。导致该病发作的主要原因有吸入性过敏原（室内尘土、屋尘螨和粉尘螨，还有真菌孢子、各种植物花粉、动物皮屑、羽毛、蚕丝、陈旧的织物、昆虫的肢体、残屑、粪便、蜕皮、虫卵等）、食物（如某些蛋类等）、药物（阿司匹林等）。并非所有的支气管哮喘都与变态反应有关。其他类型的支气管哮喘还有：感染导致的感染性哮喘、体力运动诱发的运动性哮喘、精

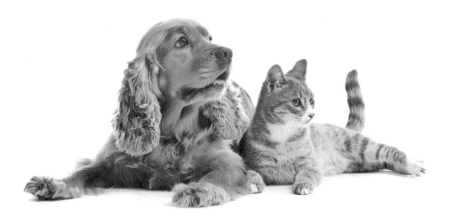

宠物是家庭过敏原的常见来源之一

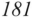

181

神因素引起的精神性哮喘、由于职业接触某些非特异性刺激物引起的职业性哮喘以及非致敏因素（如冷空气、月经、妊娠、分娩等）导致的哮喘等。

临床表现多突然发作或加重，呈阵发性呼气性呼吸困难和哮鸣音，一般发作时间为数小时。发作前多有喷嚏、流涕、咳嗽等黏膜过敏的先兆，继而有胸部紧迫感，严重时发绀、出汗、端坐体位，直至意识丧失。用平喘药物后可缓解或自行缓解。待症状缓解时可咳出黏稠泡沫痰。体格检查所见的主要体征是呼气时有广泛的哮鸣音。

◎—●处理方法

□ 保持镇定，切断过敏源，避免再次接触或食用过敏性物质。

□ 如果过敏反应温和，可先服用抗组胺药（非处方）。

□ 如果起了皮疹，可使用炉甘石洗剂或冷敷法减轻瘙痒症状。

□ 第一次发生过敏者要及时到医院就诊，及时查找出过敏原，并且尽量避免再次接触过敏原，是预防过敏反应发生的主要措施。

□ 对已经发生过过敏反应的病人，应当及时去医院治疗。

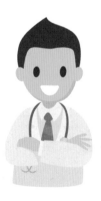

何时需要专业帮助

大部分过敏反应相对温和，可在家处理，但是当出现胸闷、气促等症状时要及时医院就诊，以免耽误病情。

温馨提示

过敏反应预防重于治疗。应该从注意生活起居、饮食调理得当和适当的体育锻炼等做起。

① 日常饮食要均衡。过敏性体质的人应该注意饮食，不要吃油腻、辛辣的食物，也要少吃甜食，这些食物也许会加重过敏症状。多吃含维生素丰富的食物可加强机体免疫力。椰菜和柑橘可抵抗过敏症，日常生活中应该适当多吃。多吃热量高的食物，绝对不能吃冰冷的食物。过敏治疗期间，限制摄入高蛋白食物。

② 要有良好的生活习惯。洗脸、刷牙要用热水，经常换洗衣物。容易引起皮肤过敏的枕头、床单、被褥等要经常清洗并晾晒。不要在花粉浓度高以及刷油漆的地方停留。要从日常生活中避免接触过敏源。

③ 锻炼身体，增强抵抗力。有规律地适当做些运动，放松身心，再配合药膳饮食来增强免疫力，会对改善过敏性体质有显著效果。

④ 正确选用护肤品。过敏性体质人士的肌肤异常敏感，因此，在选择护肤品时一定要慎重。不要使用含有香料、酒精和果酸的产品，会对肌肤刺激大，容易引起过敏。由于过敏性皮肤的症状因人而异，其表现也各不相同。因此，选择护肤品要十分慎重，购买时可遵循以下原则：

☐ 不选气味太芳香的产品，因其含香料太多，太复杂，容易引起过敏。

☐ 含酒精和果酸成分的产品也要慎用，因其对皮肤刺激大，对敏感性肌肤无疑雪上加霜。

☐ 不使用深层清洁的磨砂膏和去角质霜，会加重过敏。

☐ 购买时，应选标有"敏感肌肤用"或"低过敏"等字样的产品。

□ 误用化妆品会导致化妆品过敏，甚至引发"化妆品皮炎"和"激素依赖性皮炎"，需引起重视。

⑤随身携带治疗过敏的药品

可以将氯苯那敏（扑尔敏）、金芙敏等治疗过敏的药带在身边，以备不时之需。

⑥注意居家环境

□ 消除室内尘螨，可每周用55℃以上的热水洗涤床上用品，并在阳光下晒干，使用高支棉被套。

□ 保持室内干燥通风，不使用厚窗帘，不在室内吸烟，不让屋内充满烟雾，避免带孩子到吸烟的公共场所。

□ 定期清洁空调过滤网。

□ 减少家中的植物装饰。盆栽植物中潮湿的土壤是理想的真菌繁殖地，易导致孩子真菌过敏。

□ 避免接触填充的或长毛绒玩具。

□ 避免饲养小动物。

□ 如对室内尘土过敏，则应保持室内清洁，避免家庭用品聚积灰尘。还应避免使用地毯及易积聚灰尘的家具。

⑦牢记过敏原。严重的过敏反应可以危及病人的生命，包括滥用药物或某些食物引发的过敏反应。因此需要充分了解自己是否有过敏家族史，是否是过敏体质，平素是否对进入人体的某些食物和环境中的尘螨、气味等比较敏感。及时在备忘录或者自己的病历本上记上引起自己过敏的药物或食物，同时要告知自己的家人，避免再次中招。

熟悉过敏的预警信号，如喷嚏、瘙痒、呼吸不畅等，及时就诊。到医院就诊时，要及时告知医生自己的过敏史，可以让医生避免使用引起过敏的药物。

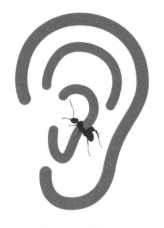

耳内异物

异物入耳莫乱抠

急诊室故事

凌晨，一位年轻爸爸来医院就诊，自述被自己儿子坑了，体验到了什么叫真正的"坑爹"。爸爸在睡觉，儿子顽皮，半夜醒来在床上玩耍，将铁质的小玩具塞进了爸爸的耳朵。爸爸醒来觉得耳内阻塞感明显，伴轻微耳朵疼痛。爸爸尝试了各种办法，如用镊子等都没能将玩具取出，后来灵光一现，觉得小玩具是铁制品，于是，找出一块小磁铁，试图将其引出，可不幸的是，小磁铁反被铁片吸进了耳朵。这时爸爸才慌张起来，赶忙来到医院。最后，五官科医生在仪器的帮助下将小玩具及小磁铁取出，并告诫这位年轻爸爸，在异物较大较难取的情况下，应该尽早来院就诊，切忌用不正确的方法取异物。

◎—● 认识耳内异物

耳内异物，即异物嵌入耳朵内。耳内异物是耳鼻喉科常见的急诊疾病，多见于儿童。小孩子在玩耍时，喜欢将小物品塞入耳内；成人多为挖耳或外伤时遗留小物品或昆虫侵入等。耳内异物一定要小心处理，因为耳道是呈S形的，外耳道很狭窄，没有专业的工具，很难取物。用一般的手电筒，无法照射到里面的情况。如果操作不当或者异物在耳道里待的时间长，有可能造成鼓膜损伤，变成中耳炎。小孩中耳炎，严重的话还会造成鼓膜穿孔，会影响听力。耳内异物一般分为动物性（昆虫、水蛭等）、植物性（豆类、谷、麦粒等）及非生物性（如小玩具、铁屑、石子等）。

◎—● 表现特点

□ 小而无刺激的异物，可长时间停留在外耳道内却没有任何症状，需查看外耳道后才能发现。

□ 异物较大者，可有阻塞感、听力下降、耳胀，若异物压迫鼓膜可致耳鸣、眩晕、耳痛、反射性咳嗽等。

□ 昆虫类入耳，在耳内爬行、骚动，可使病人惊慌不安、耳痛、耳痒，或刺激鼓膜产生擂鼓样响鸣，甚者鼓膜被抓破穿孔、出血。

□ 植物性异物，如豆类、稻谷等，遇水膨胀，会阻塞、压迫并刺激外耳道，致使外耳道皮肤红肿、糜烂，耳闷胀感、耳痛及听力减退。

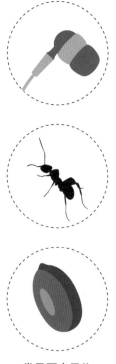

常见耳内异物

186

◎─●处理方法

发现异物进入耳内，不要慌张，首先应该确定异物种类，并查看异物位置。

液体类：这个一般好解决。耳道进水时，将头侧向患侧，用手将耳朵往下拉，然后用同侧脚在地上跳几下，利用重力让水流出。也可用小棉签轻插外耳道，在耳内旋转几次，吸干净就行。

昆虫类：首先切勿惊慌喊叫，避免虫子受到惊扰进入外耳道深部。

□ 小虫等飞入耳道，会引起过响的声音，应用双手捂住耳朵，张口，以防鼓膜震伤。

□ 诱杀法：发现小虫入耳不能自行爬出时，立刻到暗室用手电筒照耳孔。在黑暗的"死胡同"苦无出路的小虫，因重见光明，常会冲着光亮夺路逃出，遂被诱杀。

□ 淹毙法：若诱杀法无效，可让钻入小虫一侧的耳道口朝上，滴入食用油 3 ~ 5 滴，小虫的"手脚"因被黏糊糊的油腻住，加之呼吸不畅，便无力舞肢、振翅，自然无力为祸，由此而来的疼痛、瘙痒、耳鸣症状，便会随之减轻或消失。几分钟后，小虫可能被淹得半死不活。这时，再将耳道口朝下；死虫就会随油液流出。

固体类：此类异物入耳后，可将患耳侧朝向地面，将耳朵往下拉，用同侧脚在地上跳数下，有利于异物掉出。

□ 对于质轻细小的异物，把食用油涂于棉签头上，将其粘出。

□ 豆粒、沙土、煤渣等固体异物入耳后，可让病人耳朵向下，用手轻轻拍击耳郭，使其掉出。

□ 如果是铁屑等异物，及时到医院处理。

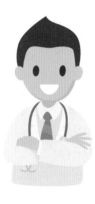

何时需要专业帮助

□ 对于不确定是否存在耳内异物的病人，应就诊耳鼻喉科确诊后处理。

□ 异物入耳后如采用上述的方法仍不能取出时，应去医院请医生取出。

□ 若异物取出后出现耳痛或流脓，多为取异物操作损伤外耳道或鼓膜并继发感染所致，应立即就医。

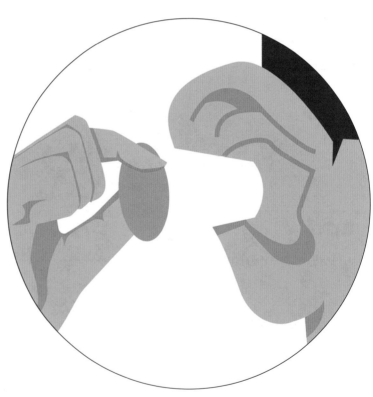

野外露营时，可以用型号合适的耳塞保护耳朵

温馨提示

①所有的措施都是为了防止耳朵损伤。不要养成常挖耳垢的习惯，耳垢能保持耳道的适宜温度，还可防止灰尘、小虫等直接接触鼓膜。

②耳道内滑进小圆珠、玻璃球时，不要用钳子取，因为钳子有时会滑脱，反而会将异物送入耳道深部。

③切勿自行用镊子、耳钩等尖锐物品，或者用手指乱抠，以免对外耳道、鼓膜造成损伤。

④切忌用水冲洗耳朵，如果进入的是碱性物质，如生石灰，用水冲洗可发生化学反应，损伤外耳道皮肤及鼓膜；如果是豆类等遇水膨胀的异物，会加重症状。

⑤幼儿发生耳内异物时，更应趁早进行处理，以免伤害鼓膜。不要让异物长时间滞留在耳中，要及时去医院就诊。家长要教育好孩子不要把异物塞入耳朵。

⑥自行取出异物后，如不适症状未见完全消失，说明仍残留有异物或存在外耳道损伤等情况，应尽早医院就诊。

⑦任何异物都不要硬取，建议尽早到医院就诊取出，避免自行取出时不慎损伤外耳道皮肤及鼓膜，或将异物越推越深，给异物取出造成更大的困难。

⑧加强对儿童的教育，不要将细小物体放入耳内。

⑨野外露宿时，应加强防护，以防昆虫误入耳内。

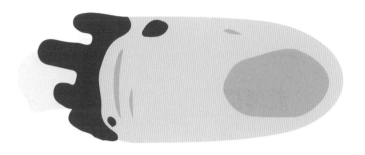

断指（肢）

急救方法要妥当，保存断指（肢）可再植

急诊室故事

午后，预检大厅几个人拥着一位小伙子慌慌张张地跑进来，细看发现小伙子面色苍白，一只手死死地捂住另外一只缠绕毛巾的手。经过询问，才知道原来小伙子是在工作的时候手指一不小心被机器切断了，旁边的工友就赶紧把他送来医院。当医生询问切断的手指在哪时，工友才想起断指遗漏在工厂，便赶紧打电话让其他人送来。一个小时后，断指送来了，可是医生一看却连连摇头。原来工友看到断指离体时间长，怕细菌感染，就用工厂里的酒精泡起来杀菌，谁曾想经过酒精浸泡的断指已经完全坏死，根本没有办法再植，无奈之下，医生只能做截指处理。

◎—●认识断指（肢）再植

断指（肢）是指外伤所致的手指或肢体离断，可分为两种：一种是完全性离断，没有任何组织相连；另一种是不完全性离断，即可见部分组织相连。在日常生活中，因机械、交通事故和其他原因造成手指或肢体断离的情况屡见不鲜。要想最好地恢复，只有做再植手术，但由

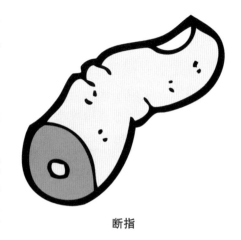

断指

于缺乏医学知识，外伤现场没有专业医务人员指导，常常是手忙脚乱，惊慌失措，导致断指或肢体不能正确保存，而正确保存断指或肢体是再植成功的前提。离断手指或肢体的保存原则为干燥冷藏，经冷藏保存可以降低组织的新陈代谢，为断指（肢）再植创造条件。但这冷藏也不是越冷越好，实际上温度太低，断下的手指或肢体也容易被冻坏，保存的温度最好在4℃左右。

◎—●表现特点

外伤致受损面积超过手指或肢体的2/3即可认定为断指（肢）。此种情况下的断指（肢）会因为没有血液供给，导致坏死。若受损的涉及到大血管，病人可能会出现大出血症状，甚至休克，也可能因为疼痛而晕厥等症状，若抢救不及时，可能造成残疾甚至危及生命。

◎—●处理方法

发生断指（肢）时，第一时间是进行现场急救。创口止血，包扎固定，并尽快找到离断的手指或肢体进行保存，再往医院送。

□止血：局部加压包扎是手部受伤后最有效、简单的止血方式。即使上肢动脉损伤，加压包扎一般也能达到止血目的。如果只是手部受伤，不要用橡皮管、铁丝、布条勒住腕部止血，因为这只会阻断手部静脉回流，而不能阻断动脉血流，从而导致手部出血更加严重。

□包扎：受伤后，最好用无菌敷料包扎伤口，如果没有，可以用清洁的布类（勿用卫生纸）包扎伤口，防止创口进一步被污染，伤口内不要涂药水或外敷消炎药物。

最好用无菌辅料包扎伤口

□固定：在转运过程中，无论伤手是否有明显的骨折都应适当加以固定，以减轻病人疼痛，也可以避免进一步加重组织损伤。固定物品可以就地取材，如木板、竹片、硬纸板等，固定范围应该达腕关节以上。

□保存：把离断的手指或肢体用无菌敷料或用干净的布巾包裹，外面用双层塑料薄膜密封，一定要密封好，因为离断的手指或肢体不可以和冰块或冰水直接接触，不然会冻伤变性，也不可用任何液体浸泡。密封好后，再放到适当的容器里，周围放上冰块，如无冰块，放冰棍、雪糕也行，使离断的手指或肢体保存在1～4℃的环境。

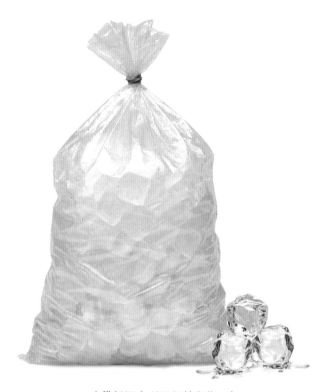

冰袋低温有利于保护断指/肢

□**迅速转运**：一般断指（肢）再植有"黄金6小时"的抢救时间，超过6小时后离断手指或肢体的血管将会坏死而错过最佳手术时间。所以要尽快送到医院救治，争取在6～8小时内能进行再植手术，转运过程中注意病人的保暖。

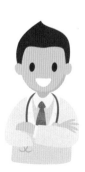

何时需要专业帮助

一旦发生手指或肢体离断，立即将病人和离断的手指或肢体送医院处理。

温馨提示

①禁止将断指（肢）浸泡在水、酒精等其他液体中，因为浸泡后细胞变性不利于组织的成活。

②禁止将断指（肢）直接放入冰块上，避免冻伤。

③禁止将断指（肢）放在温度过高的衣袋或藏于腋下。

④离断手指或肢体若被猪、狗、鸡等动物吞吃，遇此种情况，可立即将动物处死，从胃中取出断指（肢），仍有再植成活的可能。若稍有拖延，断指（肢）被动物胃液消化变性，则难以成活。

⑤若断指（肢）仍在机器中，应将机器拆开取出断指（肢），切不可强行拉出断指（肢）或将机器倒转，以免加重损伤。

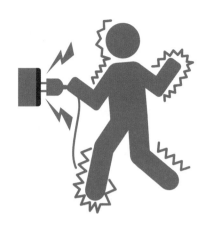

触电

小插座当心酿成大事故

急诊室故事

一日上午，五十岁的刘阿姨在家人的陪伴下来到急诊室，自诉双下肢麻木、偶有抽动，以前身体健康，医生经过检查和抽血化验后，却找不到病因。在医生一筹莫展的时候，刘阿姨说前一天晚上在拔电风扇插头的时候没有擦干手，感觉被电流击过。当时只感觉到手麻麻的，并未在意。医生马上意识到这可能是起因，立即对刘阿姨进行了全身的检查，发现在刘阿姨的左右手分别有一个小小的裂口。在经过对症治疗，刘阿姨好转出院。但是医生还是告诫刘阿姨，如不及时来医院，病情会变得更严重。因此，触电后切不可大意，一不小心会酿成大祸的。

◎ ●认识触电

电击伤俗称触电，是指电流通过人体体表，会对人体造成局部伤害。由于人体中含有大量水分，所以人本身就是个很大的导体。当接触到电流，电流就会通过全身，会破坏人的心脏、肺部、神经系统等。而通过的电流量越强，电压越大，时间越长，对人体的伤害越大。人触电后不一定会立即死亡，会出现神经麻痹、呼吸中断、心脏骤停等症状，外表上呈昏迷状态，如若现场抢救及时，方法得当，人是完全可以救回来的。因此，现场急救对抢救触电者非常重要。

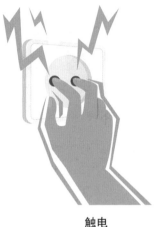

触电

◎ ●表现特点

电击伤的特点是皮肤的创面很小，而皮肤下的深部组织损伤却很广泛。

☐ 全身性损害轻者在电击后感觉肌肉收缩、四肢麻木或震颤、惊恐、面色苍白、头痛头晕、心慌等，个别发生晕厥。重者被击倒在地，意识不清、抽搐不止、胃肠道出血、肌腱断裂，甚至休克，重者可出现心脏骤停。

☐ 局部损害电流经过人体有"入口"和"出口"，电击伤的严重烧伤常见于进出的部位，入口处较出口处严重，进口与出口可能不止一个，入口处常炭化，形成裂口或洞穴，烧伤常深达肌肉、肌腱。

◎─● 处理方法

对于触电的处理方法可包括两方面，一方面是自救，另一方面是施救。

自救

☐ 如果接触到的是带电的电线，触电者可用另一只空出的手迅速抓住电线的绝缘处，将电线拽离自身。

☐ 如果接触到的是固定在墙上的电源，触电者可用脚猛力蹬墙，同时身体向后倒，借助身体的重量和外力摆脱电源。

施救

☐ 保持冷静，火速切断电源，立即拉下闸门或电源开关，拔掉插头，使触电者尽快脱离电源。急救者也可采用干木棍、书本、瓷器或者橡胶类制品等不导电物品迅速将电线、电器与触电者脱离。

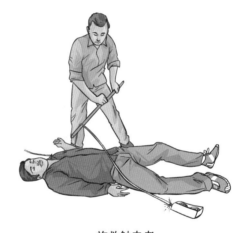

施救触电者

☐ 触电者脱离电源后，应该立即评估其生命体征，一旦发生心脏骤停，应该立即进行人工呼吸和心脏胸外挤压，直至呼吸和心跳恢复为止，并拨打急救电话，寻求专业的救助。

☐ 如触电者神志清醒、呼吸心跳均自主，应就地平卧、严密观察、暂不要站立或走动，以防继发休克或心衰，并及时送往医院。

197

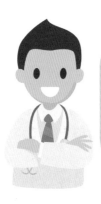

何时需要专业帮助

一旦发生触电，由于体内伤害不可见，无论伤口大小，都应该及时前往医院。

"

温馨提示

①家庭电路、电器一定要定期检查，破损的电线一定要及时更换，避免多条配电路以及从远处电源接过来的配线。

②避免用湿的手去触碰电源，使用完电器后应该及时断开电源。

③不要用手或者导电物（如铁丝、钉子、别针等金属制品）去触碰、试探电源插座内部。

④不可在电线上晾衣服。

⑤一旦发生触电，严禁直接用手去拉触电者。

"

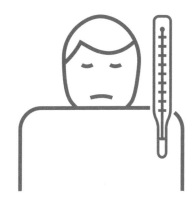

发热

发热莫心慌，降温有妙招

急诊室故事

一位年轻母亲，抱着2岁左右大的孩子，慌慌张张冲进急诊，哭喊着让医生救救她的孩子。急诊护士赶忙过去，看到孩子被包裹在厚厚的大衣中，哭声断断续续。护士赶紧接过孩子，带进了抢救室，给孩子量了体温，居然烧到40℃。于是，让孩子平躺在床上，松开包裹的衣服，从冰箱里拿了两个冰袋，用纱布包好，放在腋下，同时打来温水让母亲喂女儿喝下。这样过了一段时间，孩子体温下来了，也不哭不闹了。母亲很感激，同时也学到了在孩子发热的时候不应该只是盲目地抱着孩子跑医院求救，很多降温措施都可以在到医院就诊前就使用起来。

认识发热

发热即体温异常升高，是临床常见症状之一，也是许多疾病共有的病理过程。每个人的正常体温略有不同，而且会受许多因素（时间、季节、环境、月经等）的影响。因此，判定是否发热，最好是和自己平时同样条件下的体温相比较。如不知自己原来的体温，则以腋窝体温（检测10分钟）超过37.4℃认定为发热，超过39℃者，认定为高热。引起发热的原因很多，最常见的是感染（包括各种传染病），其次是结缔组织病（胶原病）、恶性肿瘤等。发热对人体有利也有害，体温升高有利于机体发挥防御功能，但持续高热可引起机体代谢障碍和各系统功能紊乱。因此，采取积极有效的降温措施可以及时缓解病情。

表现特点

体温升高，可能有不同伴随症状，如头疼、面红、皮温升高、心率加快、无汗或者微汗，严重可出现寒战。

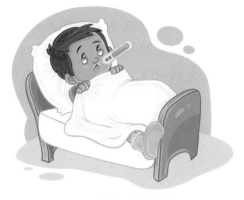

儿童发热要警惕惊厥

小儿高热可出现惊厥，一般以6月龄至3岁多见，5岁以后少见。发作时，全身或局部肌群出现强直性或阵挛性抽搐，双眼球凝视、斜视、发直或上翻，伴意识丧失。持续时间可达数秒钟或数分钟，发作结束后意识恢复快。

◎—● 处理方法

降温可分为物理降温和药物降温两种方法。任何降温方法最好有医生指导，特别对于新生儿、体弱者、基础疾病多者、免疫力低下人群，会增加一份安全和保障。降温措施使用后30分钟应复测体温。

物理降温

☐ 迅速降低室温。环境影响体温，发热需要一个舒适的环境，尤其是在炎热的夏天，降低室温是首要措施，以25℃为宜。

☐ 减少盖被、衣物。如为小于6月龄婴幼儿体温调节中枢差，只要适当松开包被，如衣着过多可松解外衣，让其自然降温，尽量不要使用其他方法降温。

☐ 温水擦浴。用低于病人体温的温水毛巾反复轻轻擦拭大血管走行处如颈部两侧、腋窝下、腹股沟（大腿根部）等处，使之皮肤发红，以利散热。以32 ~ 34℃为宜。擦拭时，力度均匀，轻轻按摩以促进血管扩张散热。擦浴后应将身体擦干，及时穿好衣服。擦浴顺序为：双上肢、背部、双下肢。

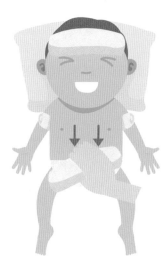

擦浴

☐ 用毛巾沾去温水（约25℃）在额头脸上擦拭。

☐ 用温水冲澡，可使皮肤血管扩张，体热散出，将发烧后的汗渍洗去，清洁皮肤有利于康复。但冲澡时间不宜过长，同时注意避免受凉。

201

□ 冰袋冷敷。当体温过高，将冰袋用毛巾包裹后放置病人的腋下、腹股沟（大腿根部）处。每次10～30分钟，以免局部冻伤。随时观察，保证冰袋完整、无漏水、布套干燥，冰融化后立即更换。如有局部皮肤发紫、麻木及冻伤发生，立即停止使用。冰袋压力不宜过大，以免影响血液循环。

□ 酒精擦浴。酒精擦拭只适用于高热无寒战又无汗的病人。可用25%～30%的温酒精擦拭四肢及背部，酒精挥发可有效降温。

□ 鼓励多喝水。

药物降温

体温≥39℃时，应服用退热药物；38.5～39.0℃时，应观察四肢末梢是否温暖，冰凉、畏寒或寒颤者，需服用退热药物，温暖者，30分钟后再测体温，一旦≥39℃时则需服用退热药物。使用退烧药应遵医嘱或严格按照说明书使用。儿童用药后，要让孩子多喝温开水，以利药物吸收和排泄，减少药物毒性。

何时需要专业帮助

发现任何发热，都需要去医院就医，查明原因。但如果出现以下几种情况，应尽快前往医院。

①精神状态不好，尤其是服用退热药物体温退下来后，精神状态还不好。

②持续高热，退热药不起作用。

③48小时体温退而复升，虽然我们平时说病毒感染自限性过程要3天左右，但如果48小时体温还不稳定，应该去医院就诊。

④如果发热时头痛、呕吐、腹痛明显，或四肢抖动、惊跳，发皮疹、脉搏呼吸异常等，应及时就医。

温馨提示

①对于婴幼儿，不要用冰水或者外用酒精给孩子降温。

②不要将发热患儿包裹在毛毯里，应穿着轻便。

③病人在高热前往往会出现畏寒冷或寒战，表皮及肌肉收缩。此时，给予冷刺激的物理降温，会增加肌肉收缩使产热增加，体温更高，此时应禁用物理降温。

④擦浴时间不能超过20分钟。擦浴过程要观察病人的全身情况，如病人有寒战、面色苍白、脉搏呼吸异常时，应立即停止操作，及时就医。

⑤擦浴时，一般头部置冰袋以防止擦浴时表皮血管收缩、头部充血；足底置热水袋，使病人感觉舒适，也可减轻头部充血。

⑥冷湿敷（冰袋，酒精擦浴）的禁忌

☐ 血液循环障碍者；

☐ 慢性炎症或深部化脓病灶者；

☐ 组织损伤、破裂、水肿者；

☐ 对冷刺激过敏者；

☐ 昏迷、感觉异常、年老体弱者慎用；

☐ 禁忌部位：枕后、耳后、阴囊处、胸前区、腹部、足底。

⑦不要将熟睡的病人叫醒吃药或者测量体温，睡眠更重要。卧床休息，给予高营养易消化的饮食。

⑧退热后，由于出汗过多，及时擦干汗液、更换内衣。

⑨注意口腔卫生，防止感染。

⑩小孩出现高热惊厥的处理

□要镇定，保持安静，禁止给孩子一切不必要的刺激。

□保持呼吸道通畅，将孩子放平，头偏向一侧，及时清理口腔内的分泌物、呕吐物，以免吸入气管，引起窒息或吸入性肺炎。

□在患儿的上下磨牙处，放置牙垫、牙套等，防止患儿舌头自咬伤，但当患儿的牙齿紧闭时不要用力将其撬开，以免损伤牙齿。

□及时移开可能伤害患儿的一切物品，切勿强行牵拉或按压患儿的肢体，以免骨折或脱臼。

□松解衣被，给予孩子有效的降温处理。

□及时送医院诊治。

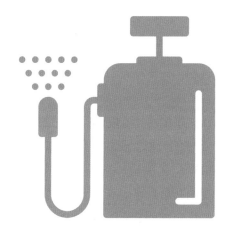

农药中毒

管好农药防中毒

急诊室故事

正逢中秋佳节，一家人团团圆圆的一起吃顿饭原本是一件和和美美的事情。小刘在外工作多年，难得中秋节得空可以回家，刘爸爸和刘妈妈很开心，做了一桌子的菜，还专门去菜园里摘了小刘最爱吃的芹菜。谁曾想，小刘吃完饭后半小时，就突发恶心呕吐，腹痛难以忍耐，全身出汗明显，吓得家人赶紧送到医院。经检查，医生怀疑是有机磷农药中毒，刘爸爸刘妈妈这下傻眼了，因为小刘根本没有接触过家里的农药啊。经过仔细询问，原来刘爸爸前天去地里打农药的时候一不小心把农药全洒在旁边的菜园里了，谁曾想刘妈妈摘菜的时候就正好把那一块的芹菜摘了回来，于是小刘吃了被农药污染的菜。刘爸爸刘妈妈暗自心惊，幸亏送来及时。小刘在经过精心治疗后痊愈出院。

◎—● 认识有机磷中毒

有机磷农药是广泛应用于农业生产上的杀虫剂。目前，我国生产和使用的有机磷农药已有数十种之多，如甲拌磷（3911）、内吸磷（1059）、对硫磷（1605）、三硫磷、敌敌畏、乐果、碘依可酯（乙硫磷）、美曲膦酯（敌百虫）等。有机磷农药中毒的主要途径是胃肠道、呼吸道、皮肤、黏膜吸收。有机磷农药大多为油状液体，具有高度脂溶性，稍有挥发性，有大蒜气味，难溶于水，在酸性环境中稳定，在碱性环境中易分解失效。所以，有机磷农药经胃肠道和呼吸道吸收迅速而完全，经皮肤吸收较慢。

◎—● 表现特点

病人的中毒症状与毒物种类、剂量和侵入途经相关，症状轻重缓急不一。口服中毒者10分钟至2小时出现症状，吸入者在数分钟至30分钟发病，经皮肤吸收者2～6小时发病，但很少超过12小时。

①突然发生症状，口中、身上或呕吐物有明显的大蒜样臭味。

②根据中毒的程度可分为轻、中、重三度：

　　□轻度中毒：出现最早，表现为多汗、流涎、口吐白沫、恶心、呕吐、腹痛、腹泻、视物模糊、瞳孔缩小、心率减慢、呼吸道分泌物增加。

　　□中度中毒：在出现轻度症状的基础上，还可出现面、眼睑、舌、四肢肌肉颤动，严重者可出现全身抽搐。

　　□重度中毒：全身症状比较明显，可表现为烦躁不安、惊厥和昏迷，严重者可合并抽搐、意识障碍甚至死亡。

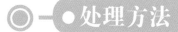 处理方法

☐ 终止接触毒物，迅速协助病人脱离中毒现场，并脱去被污染的衣物、鞋袜、帽子等物品，及时用肥皂水或清水清洗接触农药的皮肤、毛发、指甲等，避免毒物的进一步吸收。眼部接触者应立即用清水或生理盐水冲洗。禁用热水或乙醇擦洗，防止血管扩张，加深毒物吸收。

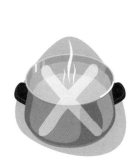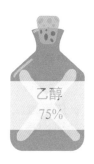

农药中毒禁用热水和乙醇擦浴

☐ 口服农药中毒者，若神志清醒者可服大量清水进行催吐；若神志不清者，应该及时送往医院洗胃，以减少毒物的吸收。

☐ 催吐过程中，要保持中毒者呼吸道通畅，头偏向一侧，避免误吸。

☐ 尽早送医院解毒治疗。

☐ 在送往医院前，应该携带上装农药的瓶子或者说明书，以确定是何种农药，利于进一步解毒治疗。

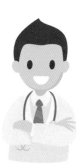

何时需要专业帮助

一旦发现有机磷农药中毒的病人，应立即送医院紧急处理。

温馨提示

①加强农药的管理，建立规章制度，宣传农药的知识，要有专人保管，家中存放的农药要妥善放置，最好安置在儿童不可触及的高处。

②禁止用剧毒类农药灭蚊、苍蝇，禁止向人体或衣物上喷洒。在使用农药的时候，应该做好防护，可穿长筒靴、长袖衣、戴帽子和口罩，在使用完后应该换去衣物，并彻底清洗皮肤。

③果蔬在清洗时，应浸泡10分钟以上。果蔬清洗剂可增加农药的溶出，所以浸泡时可加入少量果蔬清洗剂，浸泡后要用流水冲洗2～3遍。也可在果蔬清洗时加入小苏打，能去除果蔬表面残留的有机磷农药。削皮也是一种较好的去除残留农药的方法，可用于苹果、梨、黄瓜、冬瓜、萝卜等。

④哺乳期妇女最好不要接触农药。

⑤禁止用农药的包装袋放置粮食或者衣物。

⑥禁止食用被农药毒死的牲畜和家禽。

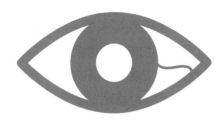

眼外伤

遇到眼外伤，这样急救很重要！

急诊室故事

林爷爷在茶园锄草时，左眼不小心被茶枝回弹刺伤，在角膜处留下了一道伤口。儿女都在外工作，林爷爷不想麻烦他们，他从村里听到偏方，用茶水洗眼睛可治疗外伤。于是，老大爷一直自己用茶水洗眼睛，多日之后眼痛加剧，头疼难忍，视力急剧下降，生活无法自理，这才叫回儿女把他送到医院治疗。来院时，左眼虹膜全部脱失，晶状体也脱位，角膜伤口已溃烂并扩大穿孔，还产生了继发性青光眼，所以病人会觉得眼痛、头疼。可惜的是，病人眼睛受伤没有第一时间到医院进行处理，加上后期自行处理不当导致二次创伤。即使进行了手术，也只能恢复到视物模糊的水平。处理不当直接影响了老人今后的生活质量。

◎—● 认识眼外伤

眼外伤是由机械性、物理性、化学性等因素直接作用于眼部，引起眼的结构和功能损害。眼外伤根据外伤的致伤因素，可分为机械性和非机械性。机械性眼外伤通常包括挫伤、穿通伤、异物伤等；非机械性眼外伤包括热烧伤、化学伤、辐射伤和毒气伤等。眼外伤是造成失明的主要原因之一。有调查显示，我国每年至少有1000万～1200万人发生眼外伤，并且其中约5%的病人视力受到损害。发生眼外伤时大家应记住：两勿两及时！即勿揉，勿压，及时冲洗，及时就医。

◎—● 表现特点

眼睛受伤后可出现疼痛、异物感、畏光、流泪、眼底充血、眼睑肿胀淤血、睁眼困难、上眼睑下垂、压痛、出血或视力下降，甚至失明。严重者可出现意识改变。

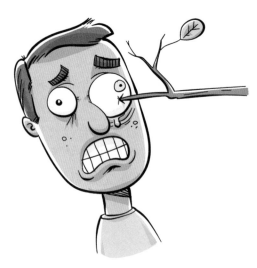

眼外伤

◎ ● 处理方法

眼睛受伤后应尽快到医院进行检查，排除眼内出血、晶体脱位等不良情况，以免造成视力减退以致失明的不良后果。

眼睛挫伤

如受伤，立即冰敷约15分钟，可减少疼痛和肿胀。在受伤24小时后可以开始热敷，每天3～4次，每次15分钟。若出血的眼角有气肿，切忌擤鼻涕。如果发现患眼内有出血，或采取上述措施后疼痛不减轻、视力下降，就应该及时到医院进行全面的检查。

眼睛贯穿伤

如竹筷或铅笔、剪刀之类的东西扎入眼内，不可清洗眼睛，用干净的布盖住眼睛。如穿刺的异物还留在眼睛，不能将异物硬行拉出，应用眼罩或干净布盖住外围，固定异物，防止眼睛转动。保持伤者安静，平卧，以最快的速度送往医院处理。

眼睑外伤

眼睑上的小伤一般会自愈，但如果是较深的伤口就可能需要缝针。用干净的纱布或手绢压在伤处，可以止血，也可以方便看清伤口（当心不要用力太重，以防伤害眼球），如不止伤到了表皮，就要去看医生，就医途中用纱布轻轻盖在眼睛上。

爆炸伤

首先应将伤者眼部、面部的污物及沙石颗粒等小心清除，可用清水冲洗创面。清水不仅能清除尘土等细小异物和血迹，还能使被灼伤的局部组织降温，并清除创面残留的化学物质，减轻进一步损害。如果皮肤表面形成水疱，不要将其碰破，更不要挑破。另外，水疱上不要涂甲紫等有颜色的药水、药膏，以免增加感染的危险。若伤情较重，如眼球破裂伤、眼内容物脱出等，受伤者非常痛苦，眼睑高度肿胀、淤血，眼睛睁不开，此时不要强行扒眼睑或去除脱出眼外的组织，应以清洁纱布或毛巾覆盖后立即送医院。同时伤员应尽量避免颠簸及低头动作，防止眼内容物进一步脱出。

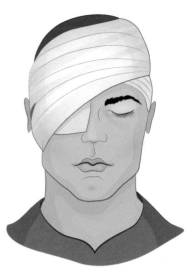

眼部包扎

化学灼伤

立即用清水冲洗眼睛，伤眼在下方，用手指将眼皮撑开，愈大愈好。甚至可将头部放在水龙头下，让水直接冲洗眼睛，至少持续30分钟，同时尽可能转动眼球。冲洗后立刻送医院救治。切忌不要用水以外的任何东西处理眼睛，不要揉擦眼睛。

电焊伤眼

可用毛巾浸冷水敷眼，闭目休息。还要注意减少光的刺激，并尽量减少眼球转动和摩擦。一般经过一至两天即可痊愈。

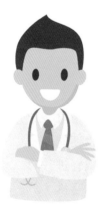

何时需要专业帮助

一般处理后应立即前往医院接受检查。如果情况更严重，受伤者发生了昏迷、大出血，合并颅脑、胸腹、四肢的损伤，更要刻不容缓地送往医院救治。

温馨提示

①处理伤口前先洗手，避免加重感染。

②受伤后切不可立即按揉或热敷，以免加重皮下血肿。

③当发生眼内容物脱出后，切忌把内容物送回眼眶，或者用水冲洗。

④化学药物入眼后千万不要用碱去中和酸，或用酸去中和碱，因为任何浓度的工业用酸和碱对眼组织都有损害。此时应立即用清水冲洗。

⑤当生石灰溅入眼内，切忌立即用清水冲洗，因为生石灰遇水会发生化学反应，产生大量热量，灼伤眼睛。正确方法应该是用干棉签或干净的手帕一角将生石灰擦出，然后再用清水反复冲洗。

⑥当化学物质溅入眼内时，如果戴隐形眼镜应立即摘掉。

⑦当发生眼睛贯穿伤时，不可压迫眼睛，会造成二度伤害，流血也不可再加压止血。

⑧如果眼睛内有血，应用干净的纱布盖住眼睛，并带病人到医院。如果眼睛有活动性出血，应抬高病人头部使其位置高于心脏，用干净的布盖住眼睛并带其去就近的医院。

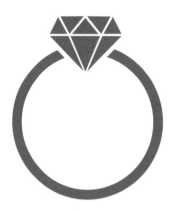

误吞异物

切莫慌张，正确处理有方法！

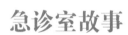

急诊室故事

中午，郑女士和七十几岁外婆一起吃饭。郑女士中途接电话的过程中，突然听到外婆一阵咳嗽并伴有呕吐的声音，经询问，外婆好像是把义齿吞下去了。郑女士吓一跳，以为会出大事，赶忙带着外婆来到急诊室。拍过腹部X片，又拍了腹部CT，都没有发现义齿。医生向她们确认了义齿的形状是圆形的，而且没有戴钢钉、钢构及金属丝等，外婆也没有出现腹痛等消化道症状。于是，医生让郑女士带外婆回家，路上顺便买几根香蕉给外婆吃。"外婆吞了两颗义齿，吃香蕉就够了？"她还是不放心地追问医生。经医生耐心解释，郑女士才安心带着外婆回去。过了两天，果然外婆的义齿随着粪便排出了。

◎ ● 认识误吞异物

误吞异物常发生于婴幼儿。由于好奇心重，婴幼儿对潜在的危险没有认知能力，也不知正吞食的物品的危险性，容易在玩耍时，在照看者不注意时，将豆类、塑料小玩具、硬币、纽扣、金戒指等放入口中玩耍，进而发生误吞异物的情况。成人也有误吞异物的情况，如义齿、果核等。不同异物并发症发生情况与严重程度各异：腐蚀性异物易使食管液化坏死，磁性异物可致消化道瘘管形成，尖锐异物穿孔发生率达15% ~ 35%。

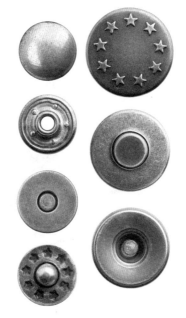

纽扣、硬币等小物品容易被儿童误食

◎ ● 表现特点

一般情况下，异物进入消化道后，除少数带钩、太大或太重的异物外，大多数诸如棋子、硬币、纽扣等异物，都能随胃肠道的蠕动与粪便一起排出体外，并不会有任何不适的症状。多数异物在胃肠道里停留的时间不过两三天，也有少数经三四周后才排出。胃内或十二指肠内异物病人多无明显临床表现。不能主诉病史的儿童，若表现为拒食、流涎与易激惹等，应考虑异物可能。

如果发生消化道的损伤，病人可出现呕血、腹痛、发烧或排黑色稀便等消化道症状。

◎─●处理方法

☐吞入较小异物，边缘光滑，且没有不适的情况下，可自行处理，吃些富含粗纤维的食物，加韭菜、芹菜等，以促进肠道的生理性蠕动，加速异物排出。在误吞异物后要注意观察自己的排便情况，直至异物排出。

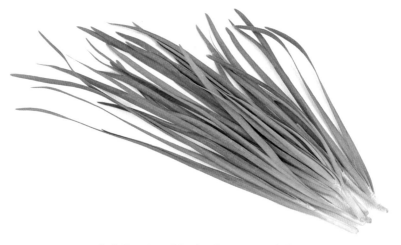

韭菜能促进肠道蠕动，帮助异物排出体外

☐如果吞入尖锐的、带尖带钩的异物，以及较重的异物，首先应立即停止进食，然后立即去医院接受检查。因为这些异物随时可能钩住甚至穿透消化道壁，造成严重的消化道损伤。

☐对于吞入较大的异物，如手表等。很可能误咽时卡在食管或胃的入口处。所以，当病人咽下异物后，感到胸口或上腹部疼痛并且有吞咽困难，就应立即停止进食进水，以防异物继续下落损伤消化道，同时速去医院检查，由医生将异物取出。

☐病人吞下的异物不大，但是较重，如金戒指等，进入胃内以后因其过重而沉于胃的最低处，无法随胃蠕动进入肠道被排出，时间长了可引起胃黏膜损伤、出血，甚至发生穿孔，故吞金者必须停止进食，并及早去医院请医生帮助将其取出。

□当发生腹痛等不适的情况，病人也应停止进食，然后尽快去医院。

□当不小心咬碎水银体温计、误吞水银时，先将碎玻璃吐出，并用清水漱口。然后喝蛋清或牛奶，蛋清、牛奶中的蛋白质与吞服的汞结合，从而保护胃黏膜，减少汞与体内蛋白质的结合。

□洗衣粉的用途最广，也极易被误食。误饮洗衣粉后，可服用牛奶、鸡蛋清、豆浆、稠米汤，然后立即送医院救治。洗涤餐具、蔬菜和水果的洗涤剂也较常易误饮。因其碱性强，对食道和胃破坏性较大，后果更为严重。误饮后应立即服用约200ml牛奶或酸奶、水果汁等，缓解对黏膜的刺激，并送医院急救。

□误吞异物后，应避免剧烈运动，防止损伤消化道。

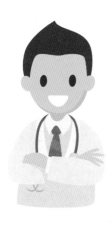

何时需要专业帮助

如发生下列情况，应立即前往医院就诊：

①吞入较小的普通异物时，异物在3～4周未随粪便一起排出。

②若吞入钉子、义齿、碎玻璃等尖锐的、带尖带钩的异物。

③若吞下的异物不大，但是较重，如金戒指。

④吞入异物后出现不适症状，应立即前往医院就诊。

⑤误食有毒物质或有刺激性物质。

217

温馨提示

①家长在日常看管小孩时应格外注意，尽量不要让小孩离开自己的视线范围。不要将小物品放在小孩易接触的地方，同时，教育小孩不要把小物品放在口中玩耍。在小孩进食时，成人切勿惊吓、逗乐、打骂小孩，以免小孩在大笑、大哭时将异物吸入。

②若误吞异物，切忌催吐或导泻，催吐有时反而会使异物误吸入气管而发生窒息。吃泻药导泻，使异物经肠道迅速排出，带尖、带钩的异物，遇到肠管因药物作用快速蠕动时，很可能钩到肠壁上，甚至引起肠壁穿孔。

③误服药物或者毒物的时候应尽快催吐，排出未吸收的药物或者毒物。但有些强酸强碱的毒物，是不能呕吐的，因为呕吐可能会使喉咙食道进一步损伤。

④帮助家中年老及年幼者养成良好的饮食习惯，有义齿者注意义齿的保养和使用。

⑤及时就医，避免延误或者误诊。

眼内异物

异物入眼，千万别揉

急诊室故事

王师傅是一名装修工，贴得一手好瓷砖，但他切瓷砖时嫌麻烦不喜欢带护目镜。有一天，王师傅在切瓷砖时突然感觉眼睛好像进了什么东西，用手揉擦眼睛之后并没有在意。晚上回到家，家人见他眼睛红红的，便让王师傅去药店买了瓶眼药水。第二天早晨，王师傅的眼睛疼得睁不开，不得不去医院就诊。医生检查后发现，王师傅的角膜上嵌着一小块瓷砖碎屑，周围的组织都感染了。眼科医生小心地将王师傅眼中的异物剔除，并开了抗生素等药物。医生告诉王师傅，眼内异物应尽早来医院处理，避免发生感染等一系列的并发症，不然后果不堪设想。并且提醒他，工作的时候必须做好防护措施。

◎—●认识眼内异物

　　眼内异物是一种特殊的眼外伤，异物进入眼球，除了在受伤时所引起的机械性损伤外，异物的存留还会增加对眼球的危害。异物入眼后，可立即引起不同程度的眼内异物感、疼痛及反射性流泪，严重的会造成眼睛损伤，使视功能受损，轻者视力下降，重则可完全丧失视力。正确处理异物入眼十分重要。眼内异物要及早救治，才能最大程度地保护眼球和视力。

◎—●表现特点

　　病人可有痒感、异物感、怕光、流泪、无法睁眼、红肿，严重者视力下降或完全丧失视力，症状可逐渐加重。

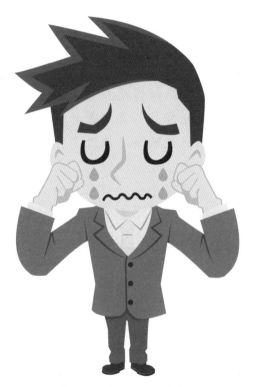

流泪是眼内异物常见的表现

220

◎—● 处理方法

异物入眼后，切勿用手揉擦眼睛，以免异物擦伤角膜或嵌入角膜。正确的处理方法是：

☐ 先冷静地闭上眼睛休息片刻（如果是小孩应先将其双手控制住，以免揉擦眼睛），等到眼泪大量分泌，不断夺眶而出时再慢慢睁开眼睛眨几下，多数情况下，大量的泪水会将眼内异物自动地"冲洗"出来。眼内如果进入沙尘类异物时，用两个手指捏住上眼皮，轻轻向前提起，往眼内吹气，刺激流泪冲出沙尘；也可翻开眼皮查找，用干净的纱布或手绢轻轻沾出沙尘。

☐ 如果泪水不能将异物冲出，可准备一盆清洁干净的水，轻轻闭上双眼，将面部浸入脸盆中，双眼在水中眨几下，这样会把眼内异物冲出。也可将患眼撑开，用凉开水或生理盐水为其冲洗眼睛。

☐ 如果各种冲洗法都不能把异物冲出，可请人拿手电筒从侧面照亮眼球表面及翻开上下眼皮照亮，检查有无异物存在，如发现异物，用棉签蘸凉开水或生理盐水轻轻将异物擦掉。

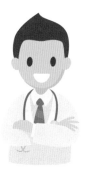

何时需要专业帮助

如果上述方法都无效，可能是异物陷入眼组织内，应立即到医院请眼科医师取出。

温馨提示

①应先洗手后，再对眼睛进行处理。

②不可揉眼，以防异物滚动损伤眼球。

③千万不要用不洁物擦拭或剔除异物，以免损伤眼球，导致眼睛化脓感染。

④异物取出后，可适当滴入一些眼药水或涂眼药膏，以预防感染。

⑤若异物为碎玻璃，需立即去医院就医。不要试图自己取出玻璃，避免对眼睛造成进一步伤害。可用一次性纸杯轻轻扣在眼睛上，立即去医院就医。

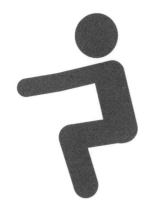

横纹肌溶解

运动切忌太疯狂

急诊室故事

　　小王今年20出头，平时生活习惯良好，最近在健身房办了年卡，每天都要到健身房锻炼两小时。这天，在他做完200个深蹲后就出状况了，双下肢肌肉酸痛不说，还伴有头晕、乏力、恶心，当天晚上更是出现了酱油色的小便，一整天都没胃口吃东西，腰痛也越来越厉害……到急诊室一查，结果把他吓了一跳，各项指标一路飘红，医生告诉他这是横纹肌溶解症，这种病症如果不及时处理还可能会导致急性肾衰竭，建议他立即接受血透治疗。这可把小王说蒙了，到底是哪里出了问题，做个运动后果还这么严重？不过为了身体着想，小王还是听从医生的安排，在进行了两次血液净化治疗和大剂量的补液支持后，小王的各项指标终于慢慢回落，半个月后复查各项指标均恢复正常，康复出院。

近年来，国内外对运动后横纹肌溶解的报道屡见不鲜。对于酷爱运动的人来说，尤其是一些年轻人，已不满足于常规强度的体育锻炼，但他们中的很多人却不知道，过度锻炼可能导致横纹肌溶解症。

人体肌肉主要分三大类，有骨骼肌、心肌及平滑肌。横纹肌指的是骨骼肌和心肌。所谓"横纹肌溶解症"，实际是某些因素造成骨骼肌细胞被破坏，释放一种被称为"肌血球素"的物质到血液里。肌血球素分解成某些有毒物质，它们可能堵塞肾组织导致肾衰。通俗地说，指的是我们的骨骼肌产生了急速的损伤，肌肉损伤的结果，就是导致肌肉细胞的坏死及细胞膜的破坏，肌肉的一些蛋白质和肌球蛋白便渗漏出来，进而进入血液中并随后出现在尿中。

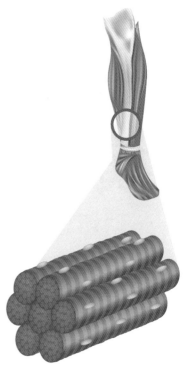

运动过度会破坏骨骼肌，释放的肌球血素堵塞肾脏，引起肾功能衰竭

横纹肌溶解症不是一个疾病，而是一类具有相似表现的临床综合征，其原因多种多样。包括过度运动（如跑马拉松）、中暑（军训最多见）或高热、高压电电击、全身性痉挛、感染、肾脏疾病、遗传代谢性肌病、感染、酗酒或服用过量安眠药导致长期维持某一睡姿而造成局部肌肉压迫、服用某些降血脂药等，还有很多报道中的食用小龙虾引起横纹肌溶解症等；另外也有些较少见的情形，如大量蜂蛰、毒蛇咬伤、服用摇头丸等。

◎ ─ ● 表现特点

横纹肌溶解症病人常见早期症状有酱油样尿（常作为首发表现）、肌肉疼痛、乏力、肿胀，全身不适、头晕、恶心、呕吐、意识模糊等。

◎ ─ ● 处理方法

如果运动后肌肉严重酸痛，建议暂停锻炼，好好休息，同时大量饮水，如果休息数天仍不见好转，或发现小便呈酱油色、尿量减少，甚至无尿，就要马上到正规医院做检查，以免加重病情，延误治疗，引发严重后果。

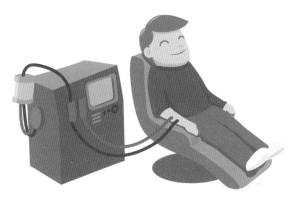

无尿的患者需要透析治疗度过急性期

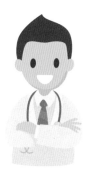

何时需要专业帮助

当存在上述诱因时又出现了乏力、肌肉酸痛、尿色改变、尿量减少等症状，怀疑自己存在横纹肌溶解症时，就应该及时至医院就诊，同时停止之前提到的诱因刺激，如中暑的人应该及时降温散热、服用他汀类药物应及时停用。

225

温馨提示

那么该如何预防横纹肌溶解症呢?

①忌高温高湿环境锻炼,应注意保持通风,避免高温下持续作业,一旦中暑及时降温处理。

②放慢运动节奏,适度锻炼,循序渐进,从小运动量开始,按自身身体情况逐渐增加强度和难度,避免长时间的高强度的运动。

③服用可能引起横纹肌溶解症的药物,需定期到医院监测生化指标。

④避免酗酒,防止意外。

⑤避免外伤压迫,如一旦发生压迫,应及时呼救医务人员进行处理。

⑥一旦出现乏力、肌肉酸痛、尿色改变、尿量减少等,尽早就医。

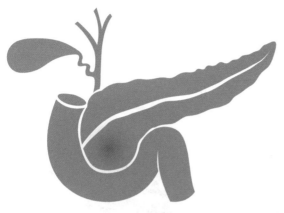

胰腺炎

暴饮暴食，小心胰腺炎找上你

急诊室故事

国庆假期最后一天，杨先生被家人搀扶进了急诊室。他入院时双手按着腹部，脸色发白，一脸痛苦，并告诉医生自己肚子痛得受不了。医生通过询问得知，杨先生从早晨8点就开始出现无明显诱因的腹痛，伴恶心、呕吐。杨先生以为是胃病发作，在家服用胃药后症状没有缓解，并逐渐转为全腹痛伴出冷汗，疼痛加重，只好由家人送往医院。经仔细询问，医生了解到前一天杨先生因国庆假期难得与老同学聚餐，开怀畅饮，总共喝了一斤多的白酒。医生立即让杨先生卧床休息，最终经过抽血化验、腹部CT等检查，杨先生被确诊为急性胰腺炎，幸好发现得早，经过半个多月的治疗护理，杨先生终于康复出院。

胰腺是人体主要分泌消化液的器官。胰腺炎分为急性胰腺炎和慢性胰腺炎。

急性胰腺炎多因胆道系统疾病（如胆囊炎、胆结石等）、大量饮酒、暴饮暴食、过食油腻食物、感染、高脂血症等引起；慢性胰腺炎多因急性胰腺炎反复发作造成胰腺慢性持续性或复发性腺体破坏所致。

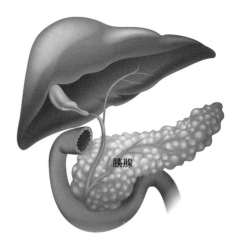

胰腺

急性胰腺炎是由饮食不当引起。暴饮暴食时，大量酒菜刺激胰腺分泌大量消化液来消化食物，同时酒精会导致胰腺开口水肿和痉挛，分泌的消化液排泄不畅，使原本用来消化食物的胰消化酶在胰腺就被激活，结果把胰腺及其周围组织自身消化掉。通俗地讲，就是胰腺里装的消化液开始"消化"胰腺本身。如果胰腺漏了，那消化液就会漏出来，把周围的脏器如小肠、腹膜、动脉血管等都消化掉，这就产生了急性胰腺炎。

急性胰腺炎分为轻型（水肿型）和重型（出血坏死型）两种，两种病程不同，预后也不一样。轻型较平稳、死亡率低，但轻型胰腺炎不加以治疗控制，病情可迅速进展加重。重型者病情凶险、并发症多（休克、腹膜炎、败血症等）、死亡率高，甚至可在发病数小时内死亡。因此，我们需要高度警惕类似的可疑症状，一旦怀疑胰腺炎，需尽快就诊并治疗。

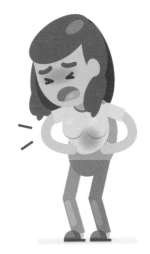

●表现特点

病人症状多表现为进食后不久出现中上腹或左上腹剧烈疼痛，甚至如刀割般绞痛，可向腰背部呈放散性，常伴有腹胀及恶心、呕吐，仰卧位时加剧，坐位或前屈位时减轻，不能被解痉止痛药所缓解。临床体征轻者仅表现为轻压痛，重者可出现腹膜刺激征、腹水，偶见腰肋部皮下淤斑征和脐周皮下淤斑征。腹部因液体积聚或假性囊肿形成可触及肿块。

胰腺

有的胰腺炎不是在餐后马上发生，而是在当晚或第二天才发生，最初表现为上腹发胀、疼痛、呕吐、厌食、腹泻等，类似于急性胃肠炎，许多病人开始往往会误以为是胃痛导致，于是就擅自服用一些药物，病人家属也常常会劝病人吃些东西来缓解疼痛，殊不知这些做法都可能引起胰腺炎的加重恶化。因此，有必要学习相关的处理方法，避免加重病情。

●处理特点

☐ 帮助病人处于仰卧体位，双腿屈曲，使肚子放松。

☐ 应尽量安慰病人，使其情绪放松、平静，减少挣扎、乱滚等活动。

☐ 不建议给病人吃食物、泻药，也不能喝水，以免加重病情。

☐ 当疼痛难忍时，不能揉肚子，更不能吃止痛药。揉肚子可能会使腹膜炎扩散或加重病变。吃麻醉性止痛药会掩盖腹痛症状，给医生增加诊断上的困难。

☐ 及时拨打急救电话，到医院就诊。

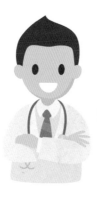

何时需要专业帮助

如果在进食后，尤其是暴饮暴食和饮酒之后发生腹痛、腹胀，一定要及时就医，警惕胰腺炎来袭。

温馨提示

胰腺炎重在预防，预防的主要环节就在于注意饮食，尤其在节假日和各种欢庆场合更要注意。

①少量多餐

少量多餐、细嚼慢咽是预防胰腺炎的主要措施，切忌"大口吃肉、大口喝酒"，如果一餐吃得太饱会导致消化不良，增加胃液分泌，加重胰腺的负担，导致胰腺炎。因此，平时饮食最好做到少量多餐，避免暴饮暴食。

②控制饮酒

对于一些长期嗜酒者来说，由于酒精的刺激，胰液内蛋白含量增高，易沉淀而形成蛋白栓，可导致胰液分泌排泄不畅，从而发生急性胰腺炎。酒精是引起慢性胰腺炎急性发作或迁延难愈的重要原因。如果得了胰腺炎，一定要禁酒。除了病人要禁酒外，普通人也要减少喝酒量，早日戒断有利健康。

③减少油脂摄入量

平时多吃"自家饭"，做饭的时候，建议控制油脂量，吃清淡点，口味别太重。

④要保证营养充足

由于胰腺炎病人容易出现营养不良的现象，为尽快恢复健康，胰腺炎病人平时应多吃营养丰富的食物，如鱼、虾、瘦肉、豆腐等；米、面等碳水化合物以及新鲜蔬菜宜适当多吃（若合并有糖尿病者，则应适当控制碳水化合物的摄入），以补充身体能量。

⑤相关疾病，要及时治疗

有胆石症者，胆囊、胆管有炎症者，胆道或肠道有蛔虫者，要尽早进行治疗，预防胆源性胰腺炎。对于高脂血症病人，最好在医生指导下进行调脂治疗，降低血脂，积极防治动脉硬化，预防高脂血症性胰腺炎。